结核之殇

徐 光　璐 子 编著

中国医药科技出版社

内 容 提 要

本书比较全面地介绍了结核病的历史和现状，普及了结核病病因、结核病传播途径、抗结核药物应用、结核病预防措施及治疗方法等知识。本书可供结核病防控人员、结核病患者及其家属阅读。

图书在版编目（CIP）数据

结核之殇/徐光，璐子编著 . —北京：中国医药科技出版社，2016.8

ISBN 978-7-5067-7035-4

I. ①结… Ⅱ. ①徐… ②璐… Ⅲ. ①结核病-防治 Ⅳ. ①R52

中国版本图书馆 CIP 数据核字（2014）第 229230 号

美术编辑 陈君杞

出版　中国医药科技出版社

地址　北京市海淀区文慧园北路甲 22 号

邮编　100082

电话　发行：010-62227427　邮购：010-62236938

网址　www.cmstp.com

规格　958×650mm $^1/_{16}$

印张　14$^1/_4$

字数　151 千字

版次　2016 年 8 月第 1 版

印次　2016 年 8 月第 1 次印刷

印刷　三河市双峰印刷装订有限公司

经销　全国各地新华书店

书号　ISBN 978-7-5067-7035-4

定价　**38.00 元**

作者简介

徐光

男，生于 1947 年 6 月，汉族，典型的东北汉子。卫生管理硕士，主任医师。

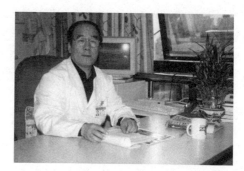

自任大众健康发展研究院院长、自诩为健康教育专家，这都是虚荣。

曾任省、市级医院办公室主任、科教科主任，一大堆社会兼职，不过是浮云。

高中毕业，经历文革，上山下乡，当过知青，做过工人；后入医科大学学习，海外留学研修，调入深圳，直至退休，这倒是真事。

如今闲云野鹤，著书立说，游山玩水，自得其乐。

自叹一生无媚骨，从不藏心机，喜欢就用情，憎恶总随形。

璐子

女，1977 年 10 月生人。汉语言文学专业毕业，文学学士。曾就职于深圳某大报社，任记者、编辑，曾任外企中国总部广告文案策划。后就读英国某大学新闻学院国际公共关系专业。现客居英国，自由撰稿人。

前言

结核病是人类始终挥之不去的梦魇。自 1882 年发现结核杆菌以来,至少有 2 亿人死于该病。20 世纪 50 年代,由于链霉素、异烟肼的问世以及卡介苗技术的广泛应用,结核病曾经一时销声匿迹,逐渐淡出人们的视野。但是,20 世纪 90 年代初以来,结核病又卷土重来,向人类发起疯狂反扑。世界卫生组织于 1993 年发出结核病进入紧急状态的警告,如今,结核病患病人数、新发病例数和死亡率都位居传染病之首,但人们并没有给予足够的重视,且存在诸多认识误区,总结和反思这段历史具有十分重要的现实意义。

这是一本透视中国结核病现状和中国结核病问题的警世之作;这是反思结核病防控政策、治疗方法,批判人类滥用抗生素的启示录;这是囊括结核病历史、结核病文化、结核病伦理和结核病经济的广角镜。

作者凭借深厚扎实的学术功底和犀利诙谐的笔触,历时两年,深入生活,深入结核病医院访问结核病患者,访问公务员和专家学者,翻阅了大量文献,依据第一手资料,深入细致地反映了结核病的实际状况,记录了患结核病农民工的生存状态,试图揭示结核病久攻不克、卷土重来的内在原因、理论误区和是非功过,普及结核病基本知识,讲解结核病传播途径、预防和治疗方法以及耐药性问题和抗生素应用知识。

这不是一部有关结核病专业理论的鸿篇巨制，但又贯穿许多结核病专业知识；这也不是一本一般意义的结核病知识手册、问答读本，但也不乏相关内容。

它更像一篇报告文学、调查报告、科普读物、学术批判和理论思辨。

它是专业知识、社会人文以及历史文化、经济伦理的交叉和混搭。

也许它什么都不是，它就是《结核之殇》，一部中国结核病的现状调查。

我们相信，关心结核病和结核病患者生存状态的各界人士一定能从中撷取碎片，获得感悟。

编者
2016 年 1 月

目 录

第一章

肺的呐喊

——结核病患者自述

一、千里救命，最贵的心愿

2013 年正月初九，当人们还沉醉在过年的喜庆气氛中时，一辆 120 救护车呼啸着奔驰在京广高速公路上，此时，车内肺结核患者的呼吸声越来越微弱，闪烁的警灯与亲人焦急的面容交相辉映。

患者及其亲属千里奔袭，风雪兼程，历经 30 多个小时，花费 4.8 万元，租用天津市 120 奔驰救护车于凌晨 4 点抵达广东一家专科医院，此时患者已经陷入重度昏迷，奄奄一息。经过医护人员连续 48 小时的全力抢救和精心护理，终于使患者转危为安，为进一步系统治疗结核病争取了宝贵时间，为患者及其家属带来了生命的希望。

那么，是什么原因让这位患者斥巨资千里奔袭，南下求医，是什么信念令他苦苦支撑，坚持从天津这个大都市赶赴南国，千里救命，究竟为何？

一周过去了，当患者身体和精神状况明显好转时，笔者才有机会亲临病房，和他聊起了事情的经过。

患者姓卢，40 岁左右，地道的天津人，瘦削的脸庞刚恢复些红润。还没等我提起话头，对方已经滔滔不绝，话里话外总是流露些许佛家禅语，颇为信奉积善结缘，因果轮回："我如果没有一点积蓄，早就在家等死了。结果呢，还是用我自己的积蓄，寻找看病的机缘。我已经是死马当活马治了。我到过天津一家结核病医院，治疗18天，花了八九万，根本没效果，而且越治越重，已经快不行了，大夫已经下了病危通知书，宣判了死刑。"他缓了一口气，接着说："如果不是我和家里人果断决定，不是事先来回沟通，我现在早已不能坐在这里了。在这里经过7天的治疗，大见效，命保住了，现在也可以下地走路了。"

面对镜头，他数度哽咽，激动地说："这里的医生积德行善，是我的救命大恩人，没有他，我活不到今天！"

二、拿什么拯救你，患肺结核的农民工

唐美春（化名），一位来自湖南永州的农民工，30多岁的中年妇女。一家四口全部是肺结核患者。她的三哥因此病死亡，母亲和二哥也受结核病的折磨。而她的肺结核，如今已经发展到非手术切除不可的地步。10多年间断药物治疗没有治好她的病，她的整个左肺完全毁损，肺泡呼吸功能丧失殆尽。为了治疗结核病，唐美春一家几乎卖光家产，倾其所有，但仍然于事无补。

当笔者一脸狐疑，追问她是否得到过国家免费治疗时，唐美春是这么说的："听说防疫站有治肺结核的免费药，就去拿药，去了才知道只有部分药是免费的，保肝药之类都很贵，每次拿药都得好几百块，其他检查费就更贵啦。"她说这段话时，懊恼的语气溢于言表，忧郁的眼神透着些许无奈。

前几年，唐美春还在南方一家工厂打工，一查出患了肺结核病，便被工厂辞退了，理由很简单，害怕其他员工被感染。已经缴纳的

医疗保险也自动取消作废。其他工厂听说她患有结核病，也把她拒之门外。根据这里的有关规定，农民工医疗保险必须由用人单位代缴，个人不能自己缴纳，所以当她被工厂辞退时，连自己主动续保的权利也一并丧失。

据一位多年从事结核病治疗的门诊医生透漏，他每年接待类似遭遇的农民工近百例。这些农民工在城里打工十几年，缴纳医保多年，一旦被工厂解雇，原本缴纳的医疗保险便付之东流，不仅没了生活来源，连基本的医疗保障也被剥夺。当记者走访某结核病院时，来自全国各地的许多农民工患者都述说了类似的遭遇。

据 2013 年 11 月 28 日三湘都市报载，因不懂预防，夫妻同患肺结核。

在湖南省胸科（结核病）医院内一科病房，住着两位特殊的结核病患者，他们是一对夫妻，因患上结核病一同来到该院住院治疗。

44 岁的丈夫肖某和 42 岁的妻子杨某是邵阳人，3 年前，杨某被确诊为结核，一直在服药治疗，效果不佳。丈夫肖某今年 11 月在医院做检查时也发现肺部有阴影，最终也诊断为肺结核。杨某说，夫妻俩对结核病了解很少，怎么预防都不知道。

“最近，来我院治疗的家庭成员同患病的病例有好几个”，医院内一科主任黄医生告诉记者，患者主要通过咳嗽、喷嚏、大笑、大声谈话等方式把含有结核杆菌的微滴排到空气中而传播。

宋某是四川人，今年 38 岁。个子不高，因为患肺结核多年，身体看上去很单薄，但人很开朗，整个采访的过程有说有笑。2004 年年初，正在广州打工的他被查出患上肺结核。当时大多数农民工都没有参加医疗保险，他所在的工厂知道他患病后，立即将他辞退。由于在外面看病贵，所以他回四川老家，在当地结防所接受治疗，花费了数万元治疗费用，病情却始终没有好转，更是形成了广泛耐药性肺结核。

由于没有钱治病，再加上对治疗失去了信心，宋某于 2007 年停止了化疗，来到惠州继续打工，但他不能干重体力活，不久自己摆了个小摊，卖点小东西。2011 年 1 月，宋某的病情急剧恶化，出现了三次大咯血。于是，他和妻子把这几年辛辛苦苦攒的钱取出来，到惠州一家医院治疗，无明显效果，咯血并未止住。2011 年 8 月，他的病情再度恶化，医生先后给他下达了两次病危通知书。这对他来说就是老天给他判了一个死刑。"我当时的想法就是过一天是一天"，宋某如是说。

来自重庆的农民工黄江（化名）是在一次体检中被确诊肺结核的，这一消息无异于晴天霹雳，给了他重重一击！经过近一年的口服药物治疗，黄江的病情有所好转。本以为可以好好享受生活了，没想到 2006 年年初，他的肺结核又复发了。上次治病已经花去很多钱了，这次又该怎么办。接踵而来的打击令黄江的家庭雪上加霜，他更是一夜之间急白了头。第二天起床的时候发现妻子在自己的枕头底下放了一叠钱，数了数发现原来是家里准备用来盖房子的钱。看着妻子忙碌的背影，这个坚强的男子汉默默地流泪了。没想到，这个治疗的过程像是无底洞，家里的存款全部花完，但病情却丝毫不见好转，他几乎陷入了绝望的边缘！

黄江先后在重庆多家医院接受治疗。虽然有些药物是国家免费的，但是护肝药和住院的费用却很昂贵。经过 5 年不间断治疗，他的病不仅没有好转，而且产生了广泛耐药性，双肺均被感染，医生下达了病危通知书。而这期间，他先后花了近 20 万，还向亲朋好友借了十几万。然而，即使得知自己生命垂危时，他也并没有放弃，因为他不能放弃，他上有 70 多岁的老母亲，下边还有一双儿女！

当被问及为什么千里迢迢南下求医时，他一脸无奈地说："我当时是这样想的，反正这边也治不好了，我就去试一试，如果再治不好，我就不回家了，一个人在外边静静地死去，免得家人为我操心，我再也不能连累这个家了！"黄江说到这儿的时候，眼睛看着远方，眼里含着泪水。

2011 年 11 月，经过了几次治疗后，黄江的病情出现了很大的好转。"和以前的 CT 片比较，我的空洞明显小了很多，而且没有咯血了，咯痰也比以前少多了。医院的医生和护士对我很好，很关心我，就像自己的亲人一样！最重要的是他们给了我活下去的信心和希望，这对我来说是一辈子都无法报答的。"朴实无华的语言，却让人感觉到了他内心的感动。

三、一纸冰冷的逐客令

28 岁的张敏（化名）是贵州人，自 2009 年就在南方某机电公司上班。2011 年 12 月份因身体不适，到医院检查发现患有肺结核。正当张敏还在为突如其来的疾病而惶恐不安、不知所措的时候，来自公司的一纸通知书让他一下子跌入冰窖，凉透心脾，一下子失去了生活的信心。

面对记者，小张掏出那张令人心碎的通知书，拖着虚弱的身躯，带着愤懑的心情叨念着：

通 知 书

张敏：

我们双方于 2009 年 1 月 1 日签订的劳动合同，将于 2011 年 12 月 31 日期限届满（终止条件已出现），现根据《劳动合同法》第四章第四十四条的规定，公司决定不再续订劳动合同。

现因你患病住院，公司依据相关规定给予你最长三个月的医疗期。从 2011 年 12 月 9 日到 2012 年 3 月 9 日。但该你所享有的医疗期并不代表公司与你续订劳动合同。

请看，这就是南方某机电公司针对患有肺结核的农民工所发出的一纸通知书。没有关心、没有问候，没有医疗建议，更没有任何经济补偿，连农民工签字同意一栏都舍去了。

这哪里是通知书，简直就是冷冰冰的逐客令、辞退函，读起来让人心灰意冷，好不凄凉！

其实，即使是按照上述通知书所依据的我国《劳动合同法》第四章第四十四条的规定，劳动合同终止是有明确限制的，即劳动者患病或者非因工负伤，在规定的医疗期内，劳动合同应当续延至相应的情形消失时终止。也就是说，劳动者在患肺结核医疗期内，雇佣者是无权辞退的。而在这纸通知书里，本来尚未解除的劳动合同竟然变成了"不代表与你续订劳动合同"。

况且，即便是公司给予的"3 个月治疗期"，也不过是杯水车薪，于事无补。谁都知道，就算是初始肺结核的治疗时间，最短也要 6~8 个月。

在被公司解雇后，张敏的医保也于 2012 年 3 月 9 日到期，之后，张敏甚至无法以个人的名义续交医疗保险。就这样，张敏在公司连续缴纳的医疗保险同时被取消。这对于本来就家境贫困的张敏来说，简直是晴天霹雳、雪上加霜。

类似这样的例子不胜枚举。来自重庆的马廷（化名）提起这件事也是一脸的愤慨。

2010 年 3 月起，马廷在江苏一家精密加工有限公司工作，6 月份被查出患肺结核，第二天即被该公司解雇，甚至连基本工资都没有发给他。自己是东拆西借，筹到一笔救命钱到处寻治病。采访时，他对笔者说："我希望你们能向有关部门反映我们这些人的情况，要让更多患结核病的农民工得到及时治疗，回归社会，回归正常人的生活。"

四、肺结核的免费治疗政策

在采访中，笔者曾多次听到农民工患者提到治疗费用问题，有的动辄几千、几万，有的高达十万、几十万。为了治好结核病，他们不仅丢了工作，丢了保险，有的甚至倾家荡产，因病致贫和因病返贫的现象十分普遍。看来，肺结核农民工的治疗费用问题的确是他们的沉重负担。

不了解内情的人也许会问：我国肺结核病患者不是享受免费治疗政策吗？怎么会如此不堪？带着这个问题，笔者专门查阅了有关文件。不看不知道，一看才明了。

《中国结核病防治规划实施工作指南》（2008年版）中有关肺结核病的免费政策是这样表述的。

根据国家《结核病防治规划实施工作手册》的相关规定，县（区）级疾控中心（结防所）负责对肺结核和疑似肺结核患者实行免费检查和治疗。

一、免费检查是指对有咳嗽、咳痰或痰中带血丝等疑似肺结核症状的患者免费拍摄胸部X线片一张和三份（晨痰、夜痰、及时痰）痰标本涂片检查，对X线胸片有疑似肺结核病灶，痰结核菌检验结果阴性，不能排除一般感染，也不能确诊的疑似肺结核患者进行为期2周的免费抗生素诊断性抗感染治疗。

二、肺结核免费治疗对象有以下几种

1. 初治涂阳肺结核患者：既往未使用过抗结核药品或使用抗结

核药品未超过 30 天。结防机构提供 6 个月标准的免费抗结核药品,治疗期间免费查痰 3 次。

2. 复治涂阳肺结核患者:初治涂阳肺结核治疗失败、既往治愈后复发或使用抗结核药品超过 30 天。结防机构提供 8 个月标准的免费抗结核药品,治疗期间免费查痰 3 次。

3. 重症涂阳肺结核患者:患者痰涂片检查结核菌阴性,X 线胸片显示粟粒型或新发空洞型肺结核。结防机构提供 6 个月标准的免费抗结核药品,治疗期间免费查痰 3 次。

4. 其他初治涂阴肺结核患者。痰涂片检验结核菌阴性。结防机构提供 6 个月标准的免费抗结核药品,治疗期间免费查痰 3 次。

三、患者治疗前应进行血常规、肝功能、肾功能、心电图等基础检查,此类检查不予免费;在治疗期间的辅助治疗药品不予免费。

如果怀疑得了肺结核,请及时带本人有效身份证到当地县(区)级疾控中心(结防所)进行免费检查。

国务院办公厅下发的《全国结核病防治规划》中明确规定,实行肺结核患者治疗费用"收、减、免"政策,对确诊的涂阳肺结核患者和初治涂阴肺结核患者提供免费的抗结核药品,享受免费抗结核治疗中不包括有并发症的难治性肺结核。

按照现行的免费政策,目前有 5 种一线药品的确是免费发放的,但为了防止因长期服用这些药品而导致的肝肾功能损害而必须服用的辅助药品却不免费,这些辅助药品往往比一线药品要贵上几倍、几十倍;一次 X 线胸片检查和三次痰涂检查的确是免费的,但要确定诊断所必须做的胸片和 CT 检查以及其他诸如血尿常规、血液生化、肝肾功能、心电图、B 超等辅助检查不免费,这些检查费用比起那些免费发放的一线药物更贵;门诊看病发药的确免费,住院治疗却不免费；常住户籍人口在原住地发药免费，流动人口异地看病则不免费。这还不包括交通、食宿、陪同照料等费用。很明显，免费金额不足全部治疗费用的 10%。

2013 年 12 月 27 日潇湘晨报的一篇题为"150 例耐多药结核患者未能取得联系"的报道称：他们有的曾经是家里的顶梁柱，感染了耐多药结核，为了不让家里失去经济来源放弃治疗。有的则年事已高，患病后无钱医治听天由命。患这种病非常痛苦，而且受到威胁的不仅是自己的生命，每名患者每年可能传染给 10~15 人。

2013 年 12 月 25 日，湖南耐多药结核病指定防治机构、湖南省胸科（结核病）医院发布报告显示，截至今年 12 月，湖南累计筛查出耐多药结核病患者 1014 例，追踪到位 768 例，拒绝治疗或拒绝到定点医院治疗的 66 例，另有 150 例因为外出打工"查无此人"、仍在尝试追踪等原因没能联系上。院方呼吁大家共同寻找耐多药结核病患者，给他们更多关爱。

瘦弱的李刚（化名）躺在床上接连不断咳嗽着，翻来覆去，喘着粗气，备受煎熬。任凭督导员几次劝说，李刚依然不为所动。姐姐李梅（化名）说，"其实我知道，弟弟很想治，可实在是没钱呀。"治疗能报销大部分的钱，可 4500 元的自付费用一家人很难凑齐。

52 岁的李刚就是拒绝治疗或不去定点医院的那 66 例患者之一。生病前，他一直是家庭的顶梁柱，上有 80 多岁的父母，下有读中学的女儿。去年 10 月份，一直咳嗽的李刚查出患有耐多药结核病。受疾病困扰，李刚原本重 65 公斤，现在只有 40 公斤了。断断续续治疗，花费了好几万，一家人从贫穷一下子到了赤贫。姐姐李梅说："一阵风都能将弟弟吹倒。"潇湘晨报记者联系到李刚，但李刚一说话就咳嗽，只好由李梅代为介绍情况。

在家里的李刚，连出去买菜都没有力气，咳嗽不停。家人也没有特意地去防范。李梅说，"家人没有戴口罩的习惯，一戴口罩，别人看你都怪怪的。只是经常通风，消毒等。"家人难道不怕传染吗？李梅无奈地说："那也没办法。"

株洲市芦淞区疾控中心耐多药结核病督导员多次劝说李刚去医院治疗。今年8月，李刚在李梅的资助下，来到湖南省胸科（结核病）医院接受治疗，但由于经济困难、又无法加入"新农合"，不能被纳入重大疾病救治项目，另外患者本身身体状况不好也无法被纳入全球基金项目，李刚坚持若不能纳入全球基金项目治疗就放弃治疗；9月底，李刚身体状况好转，在督导员劝说下再次来到湖南省胸科（结核病）医院，当时治疗能免除很大一部分费用，但需要自己缴纳4500元住院费用，李刚再次放弃治疗回家。

疗程两年救助有限，不少人中断治疗。

督导员帮李刚咨询了民政局，患者可以申请低保，每月有300元左右的生活费。同时还可以申请大病救治，但是必须先住院拿到相关证明才能申请。医保方面，也并没有针对耐多药结核病患者的特殊门诊补助。

督导员介绍，结核病患者绝大部分是需要在门诊拿药，门诊治疗的。普通的结核病患者需要6～10个月的治疗，每个月需要自己承担的费用在400～500元，因为仅一线结核药物是免费的。

对于耐多药的结核病患者，治疗一般需要两年的时间。患者不但要忍受药物的不良反应，同时要承担沉重的经济负担。而结核病患者大多生活条件不好，甚至因为经济原因而中断治疗。李刚就属这种情况。

建议解决治疗费用问题并加大宣传。

湖南省胸科（结核病）医院结核病控制科主任唐益说，我国是全球结核病流行最严重的国家之一，同时也是全球耐多药结核病流行严重的国家之一。结核病耐药性的出现，严重威胁人类健康，如果不加控制，发展到最后就是无药可治。

唐益说："从追踪的情况来看，大部分拒绝治疗的还是因为经济原因。耐多药结核病患者大多家庭情况不好，虽然治疗大部分费用免除了，但根据"新农合"相关规定，个人支付费用最少也要 4500 元。就是这 4500 元，却难倒了不少家庭"。他认为，追踪治疗还是有必要的。最关键的还是要解决治疗费用的问题。

五、在校青少年学生是结核病高发人群

2013 年 11 月 2 日长春城市晚报报道：大二男生突发肺结核，全校师生帮忙凑医药费。

该报称：21 岁的杨某是一个命运多舛的孩子，3 岁时，父亲因病去世，8 岁时母亲也因病去世。这么多年来，杨某一直由姥姥和姥爷带大。如今杨某正在长春读大二，不料在 10 天前突然咯血，同学们赶快把他送到医院，查出他患了肺结核。师生帮忙凑了医药费，让他感动不已。

10 月 30 日 10 时，记者来到传染病医院 B 栋 2 楼胸膜炎科重症室，见到了正在输液的杨某，他面色苍白，眼睛微闭，嘴唇微微颤动。在一旁照顾他的正是 64 岁的姥姥，姥姥说孩子的父亲在他 3 岁时就去世了，母亲也在他 8 岁时因病离世，"我就这么一个外孙，孩子命挺苦的，没想到还得了这种病。"

姥姥说，她家住在榆树市周边的农村，这么多年来，外孙一直由她和老伴照顾，花销都是亲友赞助的。上小学和初中时，因考虑到孩子的家庭状况，学校几乎没让家里花钱。上了大学之后，杨某办理了助学贷款，生活费也是学校找来的赞助商提供的。杨某上大

学之后，老两口看到了希望，可是没想到他却得了肺结核，病情比较严重。

自从杨某生病后，姥姥安顿好家里的事情便到医院照顾他。姥爷今年66岁了，两年前患上脑梗死留下了后遗症，偏瘫生活不能自理。目前杨某的治疗费已经花掉近5000元，家里所有存款都已经花光了。姥姥唯一的愿望就是外孙子尽快康复，早日回到校园继续学习。

由于事发突然，杨某住院后还未办理休学手续。在医院再住两个月的时间，一旦病情稳定，将返回榆树老家继续治疗。"总住在医院里费用太高了，现在孩子的病情比较严重，等他病情稍好一些，我们就回家治疗。"姥姥说。住院期间，老师和同学隔三差五就会来探望，鼓励杨某要好好治病。

随后，记者联系到了杨某所在学校的指导员王老师，据王老师介绍，杨某是在上课时突然发病的，发病后，同学们及时将他送到医院进行检查。由于事发突然，住院费以及检查费都是老师和同学给凑的。杨某是一位非常懂事的孩子，他没有因为家庭的特殊而感到自卑。平时他会利用课余时间去打工赚钱，帮家里减轻负担。在老师和同学眼里，他积极向上，热爱生活。

王老师告诉记者，由于杨某的家庭条件特殊，在他生病住院救治的过程中，学校一定会全力配合并给予帮助。他希望杨某不要有心理压力，积极配合医院治疗，早日康复，回到校园，完成学业。

坐在记者面前的大学生买买提是个标准的新疆帅小伙，1米80的个头，黑里透红的皮肤，浓眉大眼，不知道内情的人还真看不出他竟然是个肺结核患者。买买提生长在一个非常贫困的家庭。父亲在他很小的时候就因病去世，母亲带着弟弟离开了这个家。他是奶奶一手拉扯大的。

2011年2月，买买提读高二的时候，就在当地医院查出患"胸膜炎"，在该医院治疗了10多天后，医生说他胸腔有积水，要他转院到自治区首府医院就治。就这样，买买提来到乌鲁木齐的医院求治，结果抽出胸腔积水2000多毫升。拍片，两肺均有肺结核病灶。他连续服药两个多月，发现药物对肝脏损害很大，于是停药。由于进入高三备战高考，他没有顾忌自己的病情，一门心思要考上大学。

2013年，买买提考取新疆某师范学院计算机专业。他多半是靠助学金和奖学金维持学业。他开始上网浏览能治疗肺结核的医院，还对各种治疗肺结核的方法进行了深入细致的比较，用他的话说："常规口服药物的方法太慢了，最低也要8～10个月，而且不良反应很明显，恶心呕吐很厉害，好多人坚持不下来。我自己就有切身体会。"

据相关统计数据表明，在现患和新发肺结核患者中，除了农村人口、农民工为高发群体外，在校青年学生的肺结核发病率也呈上升趋势，有数据显示约占总患病人数的15%以上，大学校园竟然成为肺结核的高危之地，这不能不令人十分震惊。

据新华网转载人民日报消息：江苏一所大学发生肺结核聚集性疫情。

日前，记者从江苏镇江市卫生局了解到，2012年12月2日至12月19日，江苏某大学东校区共确诊13例肺结核病例，尚有12例患者正在观察和确诊中，确定为一起肺结核病聚集性疫情。

这所大学相关部门负责人告诉记者，发病的学生大多是以宿舍及小班传染为主，目前学校已安排相关班级及楼层1000余名师生进行了筛查。

这位负责人介绍，除了进行紫外线空气消毒、向地面喷洒消毒剂之外，学校采取了多项手段控制及预防疫情：对于疑似感染学生，迅速隔离，进行预防性服药，并及时送往传染病专科医院进行检查；一旦病情确诊，立即进行规范性治疗，治愈学生返校后一段时间内也将单独安排住宿。

根据疾控专家分析，学校历来是肺结核病疫情高发地带，一旦有传染源出现，容易发生聚集性疫情；再加上秋冬季是呼吸道传染病的高发季节，门窗密闭，在小环境中更容易引起传播。

2013 年 10 月 31 日华商报报道：西安某高校发现结核病疫情。

近日，西安城北一所高校有多名学生出现肺结核感染情况。微博发出后，引起网友关注，很多网友自称是学校学生，却不了解这个情况，也有网友表示校方应及时公布信息，并做好预防措施。

昨日，记者从疾控部门了解到，该高校目前确有 6 名学生被确诊患有肺结核，还有 6 人疑似，都已被隔离治疗，但这一数字"在正常范围内"，不必恐慌。

10 月 29 日晚 10 时，有网友发微博说，某大学这几天在排查肺结核，一个学院就查出近 20 个，连楼道都安排了床位。

昨日上午 10 时，记者看见在该校校医院门前，排着上百名学生，每人拿着一张"PPD 试验（结核菌素试验，是一种诊断结核的工具）个案卡"。对于为何要做这个试验，现场学生说，他们每年都要体检，"PPD 试验"也是体检项目之一。

"该校确实有学生查出患有肺结核，已被送到结核病医院隔离治疗"。昨日下午，西安市疾控中心结核病防治科一工作人员说，接到该校报告后，市、区两级疾控机构立即组织专业人员赶赴该校，进行病例核实，对确诊的患者隔离治疗。"由于肺结核属于乙类传染病，因此每天各高校都会将筛查和防治情况上报。"

西安市疾控中心相关人士表示，事发后，他们已对疑似病例所在的班级、宿舍的密切接触者进行 X 光片筛查，排查出的疑似肺结核病例送省结核病医院进行确诊；还指导学校对教室、宿舍、图书馆、食堂等公共场所按照消毒规范每日全面消毒，并加强了教室、宿舍的通风换气措施；加强了全校师生晨检、因病缺勤追踪制度。

专家详解"校园肺结核"

★为何大学生是易感人群？

据调查，20 ~ 24 岁是结核病发病的小高峰，而这正是就读大学的年纪。李敏解释，入学后，多人住一间宿舍，如果环境不好，不常开窗通风，只要有人患病，就很容易扩散。

★PPD 试验能确诊肺结核吗？

结核菌素试验（PPD 试验）是采用皮下注射，注射后若出现局部红肿硬结，可根据大小来初步判断是否被感染。但这不是唯一判断指标，是否患上肺结核，还要做胸透拍片进一步筛查。

★确诊为肺结核后必须休学吗？

初治肺结核治愈率可达 90% 以上，应尽早治疗。目前，对肺结核多采用门诊治疗，一般只有病情较重或具有传染性，则需要暂停学习进行正规治疗，至少 6 个月。

★要康复到什么程度才能复学？

能否复学除考虑身体状况以及病情是否稳定以外，是否具有传染性是判断能否复学的首要条件。连续 3 个月以上每月查痰且每次阴性，方可申请复学。

★身边有患者就得筛查吗？

如果同班或同宿舍出现一例以上病症，接触人群都要去做筛查。

发现有人患病后应当对接触者进行皮肤结核菌素试验和胸部 X 线检查。如果未发现异常，最好于 3 个月后再行复查。

★肺结核高发和雾霾天有关吗？

目前还没有科学依据证明肺结核病高发和雾霾天气有关，但是结核杆菌可以藏在 $1 \sim 10 \mu m$ 的尘埃颗粒中，可直接入肺，而肺结核主要是通过飞沫、尘埃从呼吸道传播，不排除这种可能。

2013 年某大学仅一座学生宿舍楼就发现 30 例肺结核大学生患者。

据山东烟台市疾控中心披露，2010 年烟台市上半年新发肺结核病例中 $12 \sim 24$ 岁青少年占总人数的 26.09%。

辽宁新闻网披露：据大连市结核病医院统计显示，2012 年全市新发结核病例中青少年已占新发结核病总人数的 22.05%，这表明 $15 \sim 24$ 岁的青年人成为结核病侵害的主要对象。专家建议，对青少年结核病的防治也应高度重视，一旦发现疑似症状，要早诊早治。

据南方网讯据报道，太原市卫生部门的一份统计报告显示，去年太原市新发结核病例中青少年已占新发结核病总人数的 22.86%，这表明 $15 \sim 24$ 岁的青年人成为结核病侵害的主要对象。

那么，为什么大学生是肺结核的高发群体，大学校园为什么成为肺结核传播渠道，许多专家学者是这样认为的。

（1）学业压力大。学生因学习、考试等因素造成思想压力过重，课外活动减少，造成自身抵抗力下降，加之学生过着集体生活，人口密度高，极易导致病毒入侵并传播。

（2）生活不规律。不少学生经常熬夜，通宵上网，睡眠不足，饮食不规律，造成身体抵抗力下降，被结核杆菌侵蚀。

（3）频繁活动于卫生条件较差场所。很多学生经常沉溺于网吧、舞厅等封闭场所，或者经常就餐于卫生条件较差的饭店，很容易感染结核菌。

（4）缺乏体育锻炼。经常锻炼身体，提高免疫力可很大程度减少结核病发病的概率。但很多学生除了上体育课外，几乎没有锻炼身体。

（5）居住生活空间狭小，接触密集。大学生活居住环境相对拥挤，接触空间狭窄，加之一些患病学生隐瞒病情或因为经济问题耽误就医，使同学之间互相感染的概率大增，也是结核病在校园广泛传播的主要原因。

六、专家呼吁尽快立法，对结核病患者应适当限制

2013 年 11 月 14 日科技日报呼吁要加快立法，对结核病患者应适当限制，防止耐药性结核病的泛滥传播。

报道称，结核病似乎是一个已经远去的话题，但由于多方面原因，近年来，结核病不仅卷土重来，而且还呈现出感染人数多、新发患者多、复发患者多、耐药患者多、死亡人数多等新特点。在"中国防痨协会 80 周年庆典暨全国学术大会"上，耐多药结核病再次成为业界关注的焦点。

数据显示，我国的耐多药结核患者预计每年会发生 12 万～13 万，其传播性非常强，但截至目前还没有完全根治的办法。为此，国家卫生和计划生育委员会结核病专家咨询委员会主任委员、中国防痨协会理事长王撷秀教授和上海市肺科医院结核科主任肖和平教授在接受科技日报记者采访时表示，近年来，耐多药结核病作为一种极其复杂的结核病类型，问题日益严重，如果不治疗或治疗不当会增加耐药菌株传播的风险。

王教授认为，大学生多在集体宿舍居住，而肺结核是经呼吸道传播的疾病，在群体生活和密集人群中的发病危险性很高。

王教授指出，大学生来自全国各地，在校园里的生活环境比较集中，生理上，他们正处于青春后期，身体发育和内分泌系统变化比较大；心理上，进入大学后，时间和自由度大大增加，心态难免放松，有的人喜欢通宵达旦熬夜，致使机体免疫系统功能减退、抗病能力下降，成为肺结核的易感人群。"一旦大学生中有一个发生肺结核，就容易造成在同宿舍或同班级学生中流行。"

令结核病专家感到危机的是，耐多药结核病患者增长迅猛。以我国为例，2007～2008 年的调查数据显示，广泛耐药患者的比例为 0.68%；至 2010 年，全国结核病流行病学调查，已经达到 2.1%。"3 年时间增加了 3 倍，可见耐药结核发展势头是多么迅猛。"肖和平教授称，据估计，我国每年新诊断耐多药结核病患者约 12 万例左右，约占全球每年新增该类患者总数的 1/4。肖和平教授透露，在门诊，他平均每天要接诊 5 个耐多药结核患者。

"到目前为止，我国还没有任何法规对耐多药患者进行行动限制。"王撷秀教授说，"如果患者不同意，医院不能将患者限制隔离。但鉴于耐多药结核的危害，所以我们呼吁对这一类患者的外出活动应该有约束。"

两位专家均表示，就他们的临床经验来看，患者为了治病，在当地不成功的情况下，会全国各地去求治，他们在路途中要乘坐飞机、火车、汽车等交通工具，还要住旅店，如果不注意，他们将成为危险的传染源。然而，在我国，对这类高危险传染病患者，法律上尚没有严格监管手段，从而对公共卫生安全产生威胁。

对此，两位教授呼吁国家出台相关法律，对结核病等高危群体采取一定的防范措施，一方面保护患者隐私并尊重他们的人身安全，另一方面保护普通群体的健康安全。

七、英国已经对中国留学生实施限制措施

去英国留学需查肺结核

无独有偶，当有人还在犹抱琵琶半遮面地遮掩着肺结核形势之时，一些欧美国家已经开始制定防范措施。

据2013年11月23日的中国信息时报透露，英国签证与移民管理局在其官方网站上宣布，英国将扩大对中国赴英签证申请者的入境前肺结核检测范围。根据新政要求，自2013年12月31日开始，所有在中国大陆、香港和澳门的申请赴英期限超过6个月的个人（包括第四层级学生签证），均需接受肺结核检测。而在此之前，只有办理英国定居签证的申请者才需要进行该项检测，留学生并不需要。

根据新规定要求：年龄达到11岁及以上、申请赴英期限超过6个月的申请者，在申请赴英签证前，都需要前往英国签证与移民管理局指定的医疗机构进行检测，以证明未感染肺结核。申请者需要将未感染肺结核证明与签证申请一并提交。

新政引起网友热烈讨论，网友们直呼"我和我的小伙伴们惊呆了"，还有网友发出"难道与中国天气有关？"等疑问。记者致电英国驻华使馆北京新闻处，相关工作人员解释称，此项规定在去年已提出，主要是根据世界卫生组织发布的肺结核发病率数据做出的调整，检测证明有效期为半年。

面对一个个饱受疾病折磨的结核病患者，倾听他们发自肺腑的哭诉和呐喊，笔者陷入了深深的自责和不安。是呀，作为一个自诩从医40年的医务工作者和医院管理者，竟然如此孤陋寡闻，才疏学浅，全然不知身边发生的鲜活案例和真实故事，不了解结核病专业领域的悲欢离合、殊死搏斗。我甚至开始怀疑和拷问自己：结核病不是早在20世纪四五十年代就已经销声匿迹，与人类渐行渐远了吗？眼前的现实是否只是极个别情况和局部现象，并不能代表中国结核病真实状况和整体态势呢？

正是基于这些疑问和思考，我开始关注"结核病"这个话题，关注"结核病防治"这个十分特殊的专业领域，恰好又有机会走访一些疾病预防和结核病防治机构，接触全国各地的结核病患者和一生致力于结核病防治事业的专家、学者。特别是曾经与一位70高龄的国家级结核病防治专家密切接触，亲自领略他广博的学识和扎实的学术功底，他一生致力于结核病防治事业，直到身患癌症才离开工作岗位。总之，我亲身经历了这个学科领域的辛勤耕耘、艰苦奋斗和爱恨情仇，才有了本书的写作欲望，有了揭开结核病神秘面纱的冲动。于是，有关基层结核病的文献资料、专业论著和舆情报告逐渐堆满我的案头。

第二章
来自基层的声音

一、钟南山警告：半数国人携结核杆菌，如暴发危害超艾滋病

2010年3月24日中国日报网消息：2010年3月24日是第15个

"世界防治结核病日"，中国内地结核病患者已经达到 500 万人，且每年新增患者 150 万，约有 13 万人死于该病，平均年龄仅为 55 岁，已超过中国其他传染病死亡的总和。来自世界卫生组织的统计，1850～1950 年这 100 年间，全球共有 10 亿人成为结核杆菌的牺牲品。

中国工程院院士钟南山曾对记者表示，我国 2000 年进行的流行病学调查结果显示，全国共有 450 万活动性结核病患者，带菌者高达 5.5 亿，也就是说，几乎一半的中国人是结核杆菌带菌者，结核杆菌带菌者一生中有 10% 的可能发病，危害远超艾滋病。他说：2006 年，南非爆发了一种更加厉害的结核病，患者体内的结核菌对几乎所有的抗结核药都产生耐药性！这就是广泛耐药结核病，基本上无药可治，患者只能听天由命。

又据 2013 年 2 月广州日报报道：近日，呼吸疾病国家重点实验室结核病研究室在广州市胸科医院举行了挂牌仪式。中国工程院院士钟南山在活动上表示，目前我国还有超过四成的肺结核患者没有接受规律治疗，防控形势不容乐观。他呼吁，政府应该加大对肺结核病防治的公益性投入，让更多患者受惠。

资料显示，目前我国肺结核病的发现率为 47%，能接受规律治疗的患者约占患病人数的 59%，另外还有 10% 左右的患者出现了耐药。钟南山说："这些数据和欧美等发达国家相比，差距非常远，证明我们国家防控肺结核的形势并不乐观。"

2009 年 4 月，在北京举行"耐多药/广泛耐药结核病高负担国家"部长级会议，来自 30 多个国家、国际组织和非政府组织的官员和专家出席了此次会议。

时任卫生部部长陈竺在会上通报了中国耐药结核病的情况：中国疾病防控中心的抽样调查显示，中国结核病患者中，耐多药发病率为 8.32%，总计约为 12 万人，总数量仅次于印度，位居世界第 2 位，广泛耐药发病率则为 0.68%，总计约为 1 万人，其危害远远超过艾滋病。

在此次会议上，世界卫生组织总干事陈冯富珍忧心忡忡地说：如果广泛耐药结核病得不到控制，人类将被带回面对结核病几乎束手无策的时代。

一位流行病学教授告诉记者：结核病是穷人得的病，这是公共卫生领域的共识，这也是 50 年都没有出现新药的一个很大的原因。一个新药的研发需要投入大量的人力、物力、财力，虽然总会有厂家有实力去做研发，但是结核病针对的群体大多是穷人，厂家也会考虑到以后的经济收益问题。

由于绝大多数结核病患者都集中在经济不甚发达的国家，大型制药公司从 20 世纪 50 年代后，基本未继续投入大量资金研发新型抗结核病药物。目前，制药巨头普遍认为，每研发一种新型药物，平均需要投入 1.15 亿～2.4 亿美元，花费 7～10 年时间，这样的投入远远超过抗结核病药物可能带来的回报。

我国是世界上 27 个耐药性肺结核严重流行和结核病高负担国家之一，结核病患者数量居世界第二位，其中 80% 的患者在农村，75% 的患者为中青年。

钟南山表示，耐多药结核病在中国农村特别是西部地区尤为严重，由于人口流动频繁，对公共卫生造成极大威胁。结核病是我国农村因病致贫、因病返贫的主要疾病之一。

真正困扰我们的问题是：

近 50 年没有出现抗结核病新药；

50 年的传统治疗方案至今没变；

结核病死灰复燃，患病率居高不下；

我们对耐药性肺结核、难治性肺结核几乎束手无策；

结核病患者经济负担仍然沉重。

二、天津：人大代表建议将结核病纳入医保

全国人大代表、天津南开大学医学院教授朱天慧在 2010 年在两会期间，提交了"关于将多药耐药结核病纳入补充医疗保险"议案，呼吁要从国家层面下大力度解决结核病这一公共卫生问题，不管是初治结核病还是耐药、广泛耐药结核病的治疗费用都应该纳入国家免费治疗范围内。

朱教授算了一笔很简单的账：贫困地区人群和一些特殊人群是结核病的高发人群，普通结核病和耐多药结核病之间可谓差别巨大，前者疗程一般为 6～8 个月，诊疗费用尚可控制；后者却只能使用价格昂贵的二线药物，标准疗程长达 24 个月，在没有并发症、没有严重不良反应和其他特殊情况时，患者住院治疗 2 个月，门诊治疗 22 个月，全疗程必要的检查与治疗费用最低为 5.5 万～6.0 万元。

目前，除了抗结核一线药物免费，价格昂贵的二线药物和辅助用药均未实行免费政策。

考虑到大多数结核病患者来自贫困的农村地区，这笔治疗费用无疑是沉重的。"尽快将耐多药结核病纳入补充医疗保险，建立高危害多药耐药结核病的特殊医疗保障政策，控制其传播，极为重要"，朱教授表示。

三、上海：很少有民间组织关注结核病

上海市一家基金会管理顾问在一次国际健康投资高层论坛中发言指出：来自世界卫生组织最新公布的数字显示，目前全世界每年死于结核病的人数大致在 170 万左右。相比之下，全世界死于非典

的人数不过 800 余人，死于甲型流感的患者万余人，死于禽流感的有几百人，但这三种病媒体的曝光率和有关部门的重视程度都远大于结核病。

即便是与结核病同级的艾滋病，因为近年来艾滋病宣传、防治引起了各级政府和全社会的高度重视，经费投入相对充足一些，结核病和其相比显然低了一截。

同样，很多民间组织即使愿意涉入艾滋病领域，也不愿意关注结核病。他们认为结核病通过空气飞沫传播，传染性强，而且患病者多是贫困者，因此很少有民间组织投入热情和精力。一位不愿公开姓名的基金会管理人员说，她从事防治结核病工作近两年，还没有遇到一家民间组织关注该领域。结核病成了"爹不亲、娘不疼的烫手山芋"，成了"被爱情遗忘的角落"。

四、重庆：干公卫的为啥要挣钱养活自己

健康报于 2012 年 4 月披露重庆市彭水县 60 万人口中竟有 1 万多在治肺结核，一个县结防所，当年的县财政补贴不到 10 万元。缺人、缺钱、缺场所是压在县结防所的"三座大山"。西部农村偏远地区，许多结核病患者因当地缺乏防治机构而得不到有效救治，一些耐药性结核病患者因无法承担高额的医疗费用而放弃救治。

"我们干的是公共卫生服务，为什么还要自己挣钱养活自己？"站在简陋的门诊大厅内，重庆市一位结核病防治所所长发问。

在这个有 60 万人口的国家级贫困县，约有 1 万名在治结核病患者。除了国家免费提供的抗结核病药品及 X 线胶片外，去年县财政对该所的投入不过 10 万元。近日，记者在彭水县结防所看到，缺人、缺场所、缺工作经费成为压在县级结防所上面的"三座大山"。

工作现状：条件简陋，职业暴露风险大。

运行窘境：一年只有 10 万元人头费。

结防出路：财政应逐步加大投入。

据了解，当前彭水县仍属于结核病高发区，防控形势十分严峻。

重庆市的现实状况如何呢？重庆市某结防所所长介绍："在重庆市所辖的 38 个区（县）中，共有 10 家独立结防所，这些结防所的生存状态基本与彭水县结防所差不多，有的甚至更差。"

五、新疆：肺结核患者年增 2.7 万，耐药菌传播日渐增多

一篇来自凤凰网资讯频道 2013 年 1 月 31 日的报道披露：新疆肺结核患者年增 2.7 万，耐药菌传播日渐增多。2013 年 1 月 27 日，在新疆政协医药卫生界的分组讨论中，政协委员、自治区艾滋病防治工作委员会办公室主任地力夏提·亚克甫表示，希望进一步加强基层医疗机构的传染病防控工作，遏制结核病的发病势头。

据地力夏提·亚克甫介绍，新疆一直是结核病的高发区，目前全疆有结核病患者近 20 万人。近年来，新疆结核病发病呈现复杂、耐药、难治性结核病患者增多，结核病合并艾滋病双重感染患者增多等特点。

"结核病本身并不可怕，可防、也不难治，但新疆结核病患者却一直有增无减。"谈及原因，地力夏提·亚克甫坦言，环境因素、营养状况、患者的服药依从性不佳导致病情反复，且最终耐药，而基层医疗机构对跟踪患者服药的主动性不强，也负有一定的责任。

"更让人头疼的是，已经出现耐药性的患者在感染他人时耐药菌传播，这给治疗带来了非常大的难度。"地力夏提·亚克甫说，关键还是在疾病发生初期及时控制、治愈。

六、内蒙古：每年有1.5万新发肺结核，高于全国平均水平

新华社呼和浩特记者从内蒙古自治区卫生厅获悉，经过近几年的努力，虽然内蒙古结核病疫情总体呈下降趋势，但每年还是有1.5万新发肺结核病例，也就是说在内蒙古，平均每个月新发肺结核约1250人，每天约有40个新发肺结核病例。

据内蒙古卫生厅一位副厅长介绍，内蒙古先后开展了5次结核病流行病学调查。根据近年的流行病学监测发现，内蒙古结核病流行呈感染率高、患病率高、死亡率高、耐药率高和农村牧区患病率高的特点。尤其是耐药性肺结核病发生率高于全国平均水平。近几年来，内蒙古每年有近千人死于肺结核。结核病已经成为制约内蒙古经济发展和导致农牧民因病致贫的重要因素。当前，内蒙古防治结核病的任务很艰巨。特别是耐药结核菌蔓延，流动人口增加，结核菌与艾滋病病毒的双重感染，为结核病防治增加了难度。

七、广西：构建结核病防治"三位一体"模式

2012年2月11日南国早报南宁讯，广西结核病患者70%是农民，且以男性青壮年为主。结核病已成为广西农村众多家庭因病致贫、因病返贫的重要原因之一。近日，自治区政府出台"十二五"时期结核病防治规划，将在全区推行疾控机构负责规划管理、医疗机构负责初筛转诊、定点医疗机构负责确诊治疗、基层医疗卫生机构负责患者全程管理的"三位一体"防治新模式。

1. 70%结核病患者是农民

从2004年开始，广西全面推行了结核病控制策略。防治工作取得了显著成效，结核病疫情上升势头得到有效遏制。到2010年年底，全区累计发现并治疗活动性肺结核患者34万余例，其中涂阳肺

结核患者 12.7 万例，至少避免了 120 万健康人感染结核菌和 12 万人发病，减少了 6 万例结核病患者死亡。全区涂阳肺结核患病率降至 83/10 万，比 2000 年下降了 34.6%。

广西结核病防治任务仍十分艰巨。根据 2007~2008 年全国结核病耐药性基线调查结果估算，广西每年约有耐多药结核病患者 1500 例，耐多药肺结核的危害日益凸显。

2. 初筛、治疗、随访各有所管

"防治规划"提出了未来几年的防治目标：全区活动性肺结核患者发现并治疗人数达到 18 万；全区新涂阳肺结核患者的治愈率保持在 85% 以上；涂阳肺结核患者密切接触者筛查率达到 95% 以上。

在今后的防治中，广西将推行"三位一体"结核病防治新模式。自治区卫生厅疾控处负责人介绍，以往的结核病防治主体是疾控部门，随着近年来耐多药结核病、结核菌/艾滋病病毒双重感染患者的增加，对针对性治疗的要求越来越高，疾控部门已经显得有些力不从心。

新的"三位一体"模式由疾控机构负责规划管理，医疗机构负责初筛转诊，定点医疗机构负责确诊治疗，基层医疗卫生机构负责患者全程管理。在发现结核病患者这个环节，医疗机构很有优势，对前来就诊的有咳嗽咳痰等疑似症状的患者，可以进行初筛。政府将指定部分定点医疗机构，让患者得到更完善的治疗。原则上每个县（市）确定至少 1 家定点医疗机构负责诊断治疗一般结核病患者，卫生行政部门再根据需要，确定定点医疗机构诊断治疗耐多药肺结核及疑难、重症结核病患者。社区卫生服务机构负责为辖区内的患者定期家访、宣教，督促患者及时就诊，落实督导服药。

3. 多管齐下为患者减负

"防治规划"还提出，将进一步完善保障政策，减轻患者负担。各地在执行国家现行结核病免费诊疗政策的基础上，可根据当地实际适当扩大诊疗费用减免项目。

广西"新农合"对结核病患者的补偿有了调整，提高了保障水平。患者除享受国家在药物、检查等方面的减免政策外，其他费用还能由"新农合"相关政策予以补偿。

按照补偿规定，门诊补偿方面，初治肺结核患者在定点医疗机构就诊，补偿70%，全年门诊补偿累计封顶额为1000元。初次复治肺结核患者在定点医疗机构就诊，补偿70%，全年门诊补偿累计封顶额为1500元。

住院补偿方面，对于有住院治疗指征的肺结核患者，在结核病诊疗定点医疗机构就诊，或经过辖区结核病诊疗定点医疗机构同意转到其他医疗机构就诊，补偿比例为70%，全年补偿累计封顶额为5000元。耐多药肺结核病患者在定点医疗机构诊疗，补偿比例为70%，全年补偿封顶额为5万元。

八、河南：传染病防控形势依然严峻

据2013年11月28日河南东方今报报道，作为全国第一人口大省，河南省的传染病防控形势依然严峻。副省长王艳玲透露，河南省艾滋病感染人数不断上升，去年经性传播的比例已高达93.11%，而肺结核、淋病、梅毒等以前已经得到控制的传染病又死灰复燃，发病率、患病率居高不下。

省人大常委会教科文卫工作委员会在调研中发现，河南省个别疾控中心专业技术人员匮乏，大量设备处于闲置状态，一些基层卫生院的传染病网络"直报系统"老化，竟然不能正常使用。

目前，全省传染病的防治重点是艾滋病、结核病和病毒性肝炎。

据悉，发病数前五位乙类传染病分别为：乙肝、肺结核、丙肝、梅毒、痢疾。其中，肺结核的死亡人数高于其他传染病死亡总数之和。

由于专业技术人才匮乏，有的基层疾控中心大量设备处于闲置状态，没能有效利用起来。一位负责人还透露，不少乡镇卫生院的传染病网络直报系统因电脑已经严重老化，缺乏专业技术人员进行维护，大多数已经不能正常使用。

针对出现的种种问题，省人大常委会教科文卫工作委员会的有关人士建议，各级人大要加大监督力度，督促各级政府贯彻落实《传染病防治法》，同时要加强地方卫生立法。一是尽快修订全省《免疫规划条例》，二是建议制定全省《结核病防治条例》或《关于进一步加强结核病防治工作的决定》，努力控制和降低结核病危害。这位人士还指出，要加大对传染病防治的经费投入，加强传染病防治队伍和机构建设。

九、河北：活动性肺结核病患者 20 多万，耐药性病例增加，防控形势告急

2010 年中国新闻网石家庄 3 月 24 日电：

河北省疾控中心透露，该省估算有活动性肺结核 20 余万例，2009 年新发现登记逾 4 万例，肺结核患病率虽有缓慢下降趋势，但耐药性结核病例明显增加，结核病防控形势不容乐观。

据河北省疾控中心结核病防治所所长张联英介绍，该省结核病疫情严重，据估算 20 余万例活动性肺结核中，传染性肺结核占 7 万余例，是该省每年传染病中单一导致死亡人数最多的疾病。其中，农村结核病患病率比城市高两倍，80% 的结核病患者集中在农村。

张联英分析说，虽然河北省的结核病疫情得到有效控制，但耐药性结核病例增加，流动人口中肺结核病患者增多、管理难度大，另外还出现艾滋病和结核病双重感染等问题。

十、山东：耐药性结核病发病率增高

2013 年 3 月 17 日齐鲁晚报报道：

记者从山东省卫生厅、省教育厅及省红十字会在济南联合举办的世界防治结核病日系列活动中获悉，目前全省有活动性肺结核患者 21.2 万人，且耐药性肺结核发病率呈增高趋势。据活动现场专家介绍，省结核病监测预警系统哨点县收集数据分析显示，耐药性肺结核发病率呈增高趋势，近 5 年传染性肺结核患者总体耐药率为 19.4%。

耐药结核病防治起来比普通结核病难度大得多，耐药结核病治疗时间至少两年，而普通肺结核只需半年；其治疗所需药物的费用约为普通肺结核的数十倍。

耐药结核病无法用一线药物治疗，只能使用二线抗结核药物。如果不能规范治疗，还会发展成广泛耐药结核病，治愈难度更大。

十一、有关结核病统计数据的谜团

看到这些专家学者的警告和呼吁，再听听来自基层的声音，笔者不由得陷入深深的忧虑和迷茫。我国结核病到底是什么现状，结核病的现患人数和患病率、年发病人数和发病率以及结核病的治愈率和病死率到底处于什么水平？结核病的治疗药物和治疗方法为什么几十年不变？结核病对于健康水平和社会经济发展到底有什么影响？结核病防控经费能否满足实际需求，缺口有多大，有什么解决办法？结核病防控政策如何适应形势，需做出哪些相应的调整等等？面对结核病现状，为什么有人说形势大好，有人说不容乐观，有人说可防可控，有人说无药可医？

根据《2011 年中国卫生统计年鉴》数据显示：2010 年全国肺结

核的发病人数为 991000 人，发病率为 74.27/10 万，死亡率为 0.22/10 万,死亡人数为 3000 人，病死率为 0.30%。

2012 年 3 月在北京召开的专题新闻发布会上，通报了全国结核病防治工作进展情况。会议指出，我国肺结核患者发现与治疗工作质量继续保持较高水平。2011 年，全国共发现并治疗活动性肺结核患者90 万例，其中传染性肺结核患者42.3 万例，肺结核患者治愈率保持在90%以上。

国务院办公厅国办发〔2011〕53 号文件《全国结核病防治规划 (2011～2015 年)》中的表述是：我国结核病防治工作还面临着诸多新的问题与挑战。我国仍是全球 22 个结核病高负担国家之一，世界卫生组织评估，目前我国结核病年发病人数约为 130 万，占全球发病人数的 14%，位居全球第二位。

也有资深专家认为，目前我国每年新发结核病例数约为 150 万，新发耐药性肺结核 12 万，广泛耐药肺结核 1 万人，每年因结核病而死亡人数超过 12 万，是全国其他因传染病死亡总数的两倍。呈现出感染人数多、新发患者多、复发患者多、耐药患者多、死亡人数多等特点。

我国肺结核患者中，有症状就诊的比例仅为47%，已经发现的患者规则服药率仅为59%，耐药性肺结核的发病率高达 10.27%。

我国已经成为全球 22 个结核病严重流行和全球 27 个广泛耐药严重流行国家之一。活动性肺结核人数和年发病人数以及死亡人数均位居全球第 2 位，仅次于印度。按照这个数据估计，我国结核病的总死亡率和死亡人数在国际上也处于较高水平。

为了统一、规范结核病疫情数据的使用和宣传口径，中国疾控中心结核病控制中心的官方网站2012 年 7 月 11 日发布消息称：中国疾控中心结核病预防控制中心监测部参照世界卫生组织（WHO）年

度报告资料，全国结核病流行病学抽样调查资料（1990 年、2000
年、2010 年），全国疾病监测点死因报告资料，整理了中国结核病疫
情介绍的简要材料，供各级疾病预防控制机构（结核病防治机构）
使用参考。

表 2－1　2010 年全国结核病疫情数据（15 岁及以上人群中）

发病	结核病年发病数 100 万，发病率 78/10 万
患病	活动性肺结核患病人数 499 万，患病率 459/10 万
	涂阳肺结核患病人数 72 万，患病率 66/10 万
	菌阳肺结核患病人数 129 万，患病率 119/10 万
死亡	结核病年死亡人数 5.4 万，死亡率 4.1/10 万
	肺结核年死亡人数 5.2 万，死亡率 3.9/10 万
特殊人群	结核杆菌/人类免疫缺陷病毒（TB/HIV）双重感染患者约 2 万
	每年新发耐多药肺结核（MDR－TB）患者约 10 万人

我们完全有必要让百姓了解我国结核病的实际状况和存在的危
机，让主流媒体、社会公益团体和有识之士都来关注我国肺结核问
题，关注肺结核病患者这个特殊的群体。

因为，关注他们，就是关心我们自己。

因为，我们不能再次沦为结核病大国，因为，无论从哪个角度
讲，中国都有能力，也有实力控制结核病的卷土重来和疯狂反扑。

我们不能再等了，我们已经没有退路。

第三章

让数据说话

　　登陆世界卫生组织的官方网站，找到有关结核病的专题，首先映入眼帘的就是《2013 年全球结核病报告》，报告封面是蓝底白字，彩色方块画面装饰，外观十分抢眼。据了解，这是世界卫生组织自 1997 年以来编制的第 15 份全球结核病报告，是根据占全球结核病病例总数 99% 以上的 197 个国家和地区报告的数据写成。全面更新了对结核病流行的评估以及全球、区域和国家在结核病预防、治疗和控制领域的实施与筹资进展。对世界各国制定结核病防控政策和防治规划具有十分重要的指导意义。

一、《2013 年全球结核病报告》

　　《2013 年全球结核病报告》英文版长达 256 页，内容翔实，信息量丰富，做工精美，本书根本没有足够的空间展示其海量数据，仅摘录其中一部分以管中窥豹。

　　从这份结核病报告中所捕

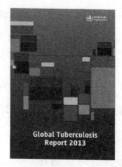

图 3 - 1　《2013 年全球结核病报告》

捉的信息如下。

1. 结核病仍为重大全球卫生问题

（1）2012年，据估算，全世界共有860万人罹患结核病，130万人死于结核病（其中包括32万艾滋病病毒阳性者）。大部分结核病本可预防，但结核病导致的死亡数仍然过高，令人难以接受。

（2）2012年，全球社区中活动性结核病水平（流行率）虽比1990年下降了37%，但预计将无法实现到2015年降低50%的目标。

（3）22个结核病高负担国家中，有11个国家无法如期按目标要求降低发病率、流行率和死亡率。其原因包括资源限制、社会冲突和局势不稳定以及艾滋病普遍流行。

（4）实现诊断并治疗耐多药结核病方面的进展已远远偏离正常轨道。从全球和大部分耐多药结核病高负担国家情况看，2012年，估计只有不到25%患有耐多药结核病患者被检出。

（5）许多国家在应对结核病和艾滋病病毒双重流行方面已取得相当大进展，但是，尚未实现对结核病患者进行艾滋病病毒监测和向其中的艾滋病病毒阳性者提供抗逆转录病毒治疗的全球目标。

（6）在耐多药结核病高负担国家，提高耐多药结核病诊断能力的同时必须提供高质量药物并扩大提供有效治疗和护理的国家能力。这需要高层体现出政治意愿和领导力，也需要包括药品监管当局、捐助方和技术机构、民间社团以及制药企业等伙伴之间进行更多合作。

（7）据估算，要在低收入和中等收入国家全面应对结核病流行，2014年和2015年每年需要70亿~80亿美元（不包括新诊断制剂、药物和疫苗研发所需资金）。而2013年资金约为60亿美元。如供资不足，形势有可能逆转。

（8）可以进行针对各国具体情况的业务研究并将研究结果转化

为政策和实践，从而加快采用能够更好地诊断、治疗和预防所有形式结核病的新工具和新方法。

（9）2012 年，全球约有 45 万人患耐多药结核病，17 万人死于耐多药结核病。

（10）2012 年全球大部分病例在东南亚（29%）、非洲（27%）和西太平洋（19%）区域。印度和中国分别占总病例数的 26% 和 12%。

2. 全球面临的两大挑战

世界卫生组织认为：结核病控制成果因 300 万缺失患者和耐药性而处于危险境地，是全球面临的两大挑战，解决这些挑战就可大大加快结核病控制的进展。

（1）错失了 300 万结核病患者。目前卫生系统"错失了"大约 300 万人（相当于结核病患者中的三分之一）。

（2）结核病因耐药性问题而处于危险境地。对于检测和治疗所有受耐多药结核病影响的人员所做出的努力还很不够。

这两方面挑战的核心问题是结核病资源不足。结核病规划没有足够的力量来发现并医护"难以找到"的，往往处于正规的或者国家卫生体系之外的人员。

结核病链条（包括发现、治疗和医护在内的一连串工作）的薄弱环节使这类人员出现错失。

世界卫生组织全球结核病规划主任 Mario Raviglione 博士说："仍有太多的人错失了这类医护并且由此遭受着痛苦。他们没有得到诊断或者没有得到治疗或者根本不清楚他们所接受的医护质量情况。"

世界卫生组织估计，300 万错失病例中有 75% 处在 12 个国家，其中包括中国。

就第二项挑战而言，报告提示的问题是，不仅耐多药结核病工作链条存在薄弱环节，而且有些环节尚没有建立起来。

世界卫生组织估计，仅仅在2012年就有45万人患有耐多药结核病。中国、印度和俄罗斯的耐多药结核病负担最重，紧随其后的还有24个国家。

虽然在2012年全世界通过快速诊断检测方法发现的患者数增加了40%以上，达到9.4万人，但耐多药结核病例中仍有四分之三的人没有得到诊断。更加令人担忧的是，2012年向世界卫生组织报告的大约1.6万例耐多药结核病例并没有得到治疗。长长的等候名单日渐成为一个问题。此外，由于缺乏服务能力以及存在人力资源短缺情况，许多国家尚没有达到较高的治愈率。

Raviglione博士说："没有按要求对耐多药结核病做出高质量全面反应属于真正的公共卫生危机……诊断可及性的扩大与耐多药结核病医护可及性的扩大不相匹配，这一点令人不能接受。我们有了获得诊断的患者，但却没有足够的药品供应或者受过训练的人员对其施治。"世界卫生组织一再警告：抗生素耐药性警报已经拉响；现在是采取行动来遏制耐药结核病的时候了。

《2013年全球结核病报告》中罗列了22个结核病流行负担严重的国家，分别是：阿富汗、孟加拉国、巴西、柬埔寨、中国、刚果、埃塞俄比亚、印度、印度尼西亚、肯尼亚、莫桑比克、缅甸、尼日利亚、巴基斯坦、菲律宾、俄罗斯、南非、泰国、乌干达、坦桑尼亚、越南、赞比亚。

2012年发病率前十位国家排名分别是印度、中国、南非、印度尼西亚、巴基斯坦、孟加拉、菲律宾、埃塞俄比亚、刚果和缅甸。

值得注意的是，在世界卫生组织发布《2013年全球结核病报告》的新闻稿中，特别提出全球所面临的两大挑战。

一个是结核病防控链条的薄弱环节导致患者的流失。这是防控政策和防控网络建设问题；另一个则是耐多药结核病负担重，诊断的可及性和医疗护理的可及性都存在较大差距。这是治疗药物和治疗技术以及经费负担问题。

很明显，我们面临的结核病问题和挑战，最主要的还是防控政策、防控体系、防控经费、治疗技术、疾病负担这一系列问题。

二、2011 年中国第五次结核病流行病学调查报告数据

为了解我国结核病的流行现状及变化趋势，评价《全国结核病防治规划（2001 ~ 2010 年）》的执行情况与效果，我国进行了 2010 年全国第五次结核病流行病学抽样调查。

通过全国第五次结核病流行病学调查，我们得到了以下数据资料。

1. 肺结核患病情况

全国活动性肺结核的患病率为 459/10 万；涂阳肺结核的患病率为 66/10 万；菌阳肺结核的患病率为 119/10 万。

除 15 ~ 19 岁组女性涂阳和菌阳肺结核患病率高于男性外，其余各年龄组活动性、涂阳和菌阳肺结核患病率均为男性高于女性；患病率随着年龄增加逐步增高。

农村活动性、涂阳和菌阳肺结核患病率均高于城镇。农村活动性肺结核患病率为 569/10 万，城镇为 307/10 万。

西部地区活动性、涂阳和菌阳肺结核患病率均明显高于中部和东部地区。东部地区活动性肺结核患病率为 291/10 万。中部地区活动性肺结核患病率为 463/10 万、西部地区活动性肺结核患病率为 695/10 万。

2. 肺结核患者耐药情况

肺结核患者对 4 种一线抗结核药品的任一耐药率为 36.8%，耐

多药率为 6.8%。

公众结核病防治知识知晓率仅为 57%。

肺结核患者中有症状者就诊比例仅为 47%；已就诊患者中仅有 35.8% 被诊断为肺结核；一半以上有症状患者未能及时就诊，部分确诊的患者未进行传染病网络报告和登记。

三、世界卫生组织警告：人类正输掉同肺结核病的斗争

据《参考消息》2012 年 5 月 14 日摘自英国《独立报》网站报道：世界卫生组织警告说，我们正在输掉同肺结核病的斗争。

世界卫生组织警告说，当前世界上患肺结核病的人口比例高达 1/3，如果各国政府不能采取行动的话，肺结核病就可能成为不治之症。该组织还说，公共卫生计划资金短缺、市场上提供的血液测试有误差以及滥用药物（在私营卫生部门中尤为严重）等问题正在妨碍与肺结核病进行的斗争，并导致该病产生了抗药性。

目前已在 70 个国家发现了多种极具抗药性的肺结核病菌株。印度医生报告说，今年有 4 名肺结核病患者对所有药物完全没有反应。伊朗和意大利的医生也发现有多名患者对所有药物都明显具有抗药性。世界卫生组织"阻止肺结核病"运动负责人马里奥·拉维廖内说："我们当前在全世界看到，出现了多种对我们所能提供的大多数药物都具有抗药性的肺结核病致病杆菌菌株。"

除了艾滋病，每年死于肺结核病的人数高于死于任何其他传染病的人数。95% 的死亡者来自印度、中国、南非和印度尼西亚等发展中国家。新发肺结核病例有 60% 出自亚洲，撒哈拉以南的非洲地区的人均新发病率最高。目前有 20 亿人携带有肺结核病致病杆菌。营养不良或患有继发疾病的肺结核病致病杆菌感染者极有可能患上肺结核病。2010 年就有 880 万人患肺结核病。对艾滋病病毒携带者

来说，肺结核病可谓第一杀手，死于肺结核病的艾滋病病毒携带者占病毒携带者总死亡人数的 1/4。

四、警惕耐多药结核病的威胁

贺晓新，男，医学博士，北京结核病控制研究所副所长。主要负责北京结核病防治工作的规划、组织实施与管理。曾任中国防痨协会副秘书长，中国防痨协会学术工作委员会委员。

说起结核病，很多人都觉得没有什么可怕的。在潜意识里，觉得结核病离自己很远。殊不知，我国是全球 22 个结核病流行严重的国家之一，同时也是全球 27 个耐多药结核病流行严重的国家之一。如今由于结核病耐药性的出现，正在悄悄把我们带回恐怖年代。2011 年 6 月，记者采访了贺晓新博士，并以"结核病将进入无药可医的恐怖时代"为题，发表在北京《京华日报》上。

人类曾对结核病束手无策

贺晓新介绍，在人类的繁衍过程中，其实结核病的阴影始终徘徊不去。早在马王堆汉墓的女尸中，人们就发现了结核病的痕迹。

在我国历代的文学作品中，对结核病也多有提及，称之为"痨病"，患者往往是脸色苍白、日渐消瘦，而且往往是"十痨九死"。因为没有好的治疗方法，人们想出各种今日看来甚至是匪夷所思的方法来对付结核病。鲁迅作品《药》写的"人血馒头"就是其中之一，用蘸了被斩首的人的鲜血的馒头治疗痨病，这可不是文学想象，而是来源于现实。

最初，其实不只在中国，全世界对结核病都无计可施。在欧洲，因为没有什么药物可以治疗结核病，人们只能把结核病患者集中在一起，尝试所谓"阳光疗法"，其实就是晒太阳、呼吸新鲜空气。如今在德国还保留有当初隔离结核病患者的疗养院。

链霉素结束"十痨九死"历史

直到 20 世纪 40 年代，人们发现链霉素对结核病有特效，才结束了人类对结核病束手无策的历史。

20 世纪 50 年代，建立了结核病标准化疗方案，提出了"早期、联合、适量、规律、全程"的原则。之后，结核病的治愈率逐渐提高，治愈率达到 92%，可以说是"十痨九愈"。

耐药可使人类回到恐怖年代

贺晓新指出，由于结核菌的生物学特性，单用一种药治疗结核病特别容易产生耐药性造成治疗失败。因此结核病治疗原则之一就是联合，也就是合理使用数种有效抗结核药物，最大程度避免耐药性产生，治愈结核病。

然而，因为人们不遵循"早期、联合、适量、规律、全程"的结核病治疗原则，例如由于不同药物的后效应持续时间不尽相同，患者间断用药，结果造成了实际上的单用药，从而产生耐药。而耐药的问题日趋严重，出现了耐多药结核病。甚至还发现了严重的广泛耐药病例，目前几乎是不治之症。据悉，在我国，每年新发的耐多药结核病患者有 12 万，广泛耐药结核病患者有近 1 万。

有人喜欢用卷土重来来形容结核病如今的发病情况。心怀焦虑的贺晓新是用这样一句话来概括结核病的威胁的："结核病的耐药性正在悄悄把我们带回恐怖年代。"他指出，如果不能改变这一情况，人类可能重回"十痨九死"的年代，这绝不是危言耸听。

此外，贺晓新还表示，防治肺结核，还要重视对艾滋病的预防，他指出，人如果感染了结核菌，一生中有十分之一的发病机会，而一旦又感染了艾滋病病毒，则结核病的发病机会会剧增 30 倍。在非洲，正是因为这一原因，结核病的发病情况十分严重，也曾经造成了全世界结核病发病的上升。

五、不得不接受的现实

综上所述，我们在参照了世界卫生组织《2011 年结核病全球报告》、2011 年全国第五次结核病流行病学抽样调查资料以及全国疾病监测点死因报告资料和国内多位结核病学专家的文献报告中所提供的数据，至少得出 2010 年全球和中国结核病疫情的重要相关数据如下。

1. 发病情况

全球结核病发病人数约为 870 万，结核病死亡人数约为 140 万；

我国结核病年发病人数按全球发病人数 870 万的 14.3% 计算，约为 124.4 万；

我国发病率为 92/10 万，居世界第二位，仅次于印度；

我国活动性肺结核人数约为 500 万，患病率为 459/10 万；

2. 耐药情况

我国新发耐多药肺结核的发病率约为 6.85%，患者约 12 万人，高于世界平均水平 2 ~ 3 倍。

3. 就诊情况

我国结核病患者的知识知晓率仅为 57%；

我国结核病患者的就诊比例仅为 47%。

4. 死亡情况

我国结核病年发病人数和患病人数均位居全球第二位；

我国新发耐药性肺结核人数和发病人数是全球 22 个严重流行国家之一；

我国结核病患者的知识知晓率和就诊率仅一半以内，患者绝大多数为经济落后的中西部地区和贫苦农民；

那么，按照发病率和患病率计算，年死亡人数十几万。

这是不能绕开的数字，也是不得不接受的现实！

六、来自一篇博士研究论文的报告

在我的案头，有一篇来自山东大学 2011 年博士研究论文，研究题目是"中国耐多药结核病防治体系现状、问题与对策研究"。该研究资料来源于国家科技部重大专项课题"结核病发病模式研究"和卫生部－盖茨基金会"医院与疾控系统合作管理结核病模式研究"基线调查数据，包括患者面对面调查、机构调查、病案调查和关键人物访谈四部分。

本研究采用目的抽样的方法，选择 8 个市（区）作为研究现场，分别是：天津市、黑龙江大庆市、浙江衢州市、重庆万州区、河南濮阳市、内蒙古呼和浩特市、河南开封市和江苏连云港市。共调查153 名耐多药肺结核患者，其中实验室诊断耐多药肺结核患者 87 名，临床诊断耐多药肺结核患者 66 名。共调查 140 份耐多药肺结核患者的住院病案。在每个项目市都访谈了结核病防治相关工作的关键知情人，共访谈 40 人。课题组统一制定机构调查表，并在课题组到达现场前一周发给研究地区，应当说具有一定的可信性和代表性

研究结果显示，绝大部分耐多药肺结核患者虽能正确回答结核病的传播途径，但是对目前国家免费治疗政策的知晓率不高，且有近30% 的耐多药肺结核患者不相信结核病能够治愈。耐多药肺结核患者心理健康状况较差。中央转移支付和结核病项目经费是支持地方开展结核病控制工作的主要经费来源。研究地区都表示结核病工作经费没问题，但缺乏相应的人员经费，即从事督导管理等工作时的激励费用。目前提供结核病诊治服务占医院业务收入的比例很少。

目前城乡实施的三种医疗保险制度都将结核病患者的住院费用纳入到补偿范围中，按照各地制订的报销方案进行报销，一般采用设定起付线和封顶线分段报销的方法，报销比例平均在50%以上。

研究结果还显示，耐多药肺结核患者自首次抗结核治疗至调查日止，累计抗结核治疗时间中位数为537天，抗结核治疗总医疗费用的中位数为22500元。报销前，医疗费用占家庭非食品性支出的比例中位数为123.1%，即抗结核治疗的医疗费用是患者家庭非食品性支出的1.23倍。82.3%的患者医疗费用占家庭非食品性支出的比例超过了40%，即产生了灾难性医疗支出。70.1%的患者因治疗结核病向他人借钱，79.6%的患者表示负担较重。67.3%的患者在治疗过程中获得了医疗保险补偿。报销后医疗费用占家庭非食品性支出比例的中位数为64.1%，较补偿前的123.1%显著降低。报销后产生灾难性医疗支出的患者比例为53.7%，较补偿前的82.3%明显下降。

从调查研究的8个市来看，大部分患者的医疗费用得到报销，但是报销费用占医疗费用的比例不高，自付费用仍然在70%以上。8个市的市级结核病防治人员数量从3人到71人不等。按照《中国结核病防治规划实施工作指南》的要求，只有万州区、呼和浩特市和开封市的人员数量达到国家要求，衢州市和连云港市结防人员数量严重不足。结防人员学历偏低，以从事结核病管理的人员为主，实验室人员比例较低。机构诊治能力分析，8个市专科医院和结防机构均配置了一定数量的结核病诊治设备，但均存在不同程度的缺失。4所医院可以通过药敏试验诊断耐多药结核病。通过访谈了解到，未开展药敏试验的主要原因是实验室硬件条件和设备不达标。市专科医院二线抗结核药品的配备状况不理想，世界卫生组织建议配备的二线抗结核药品大部分都没有配备。

从耐多药肺结核患者就医过程分析，153 名患者接受抗结核治疗的机构数不尽相同。有的患者求医过程比较简单，只在市结核病专科医院治疗；有的患者在多家医疗机构间反复多次治疗，整个求医过程较为复杂。大多数患者首次抗结核治疗机构为其他结核病防治机构，其次为综合医院和结核病专科医院。

耐多药肺结核患者从最早出现症状到初次就诊平均间隔 36.39 天；31.6%患者发生就诊延迟现象，平均延迟 110.82 天。大多数患者确诊医疗机构为结核病专科医院，其次为结核病防治机构和综合医院。不同文化程度对耐多药肺结核患者确诊单位差异有统计学意义，文化程度越高患者，确诊机构越专业。

耐多药肺结核患者从初次就诊到确诊平均间隔 115.65 天；33.3%患者发生确诊延迟现象，平均延迟 343.83 天。

该研究报告得出如下研究结论与政策建议。

结防机构在群众中的知晓和信任度不够，经费不足，设备简陋。

部分地区防治人员能力低下，影响了耐多药结核病防治措施的贯彻实施。

治疗耐多药结核病给绝大部分患者家庭造成了灾难性卫生支出。虽然医疗费用能够得到一定比例的报销，但报销后患者自付比例仍然在 70%以上，仍有 53%患者在报销后还存在灾难性医疗支出。

专科医院的耐多药结核病诊断时间长，对耐多药结核病的治疗并不是按照世界卫生组织推荐的标准化治疗方案进行。只有少数耐多药肺结核患者在专科医院住院期间规范用药。

医疗机构和结防机构还没有真正建立起有效的信息交流机制，医院在患者出院后不能及时将有关信息传递给结防机构，在耐多药肺结核患者管理上还没有真正实现"闭环管理"。

针对以上结论，该研究人员提出以下政策建议。

（1）加大地方结核病防治经费的投入，加强结防机构的人力资源建设和设备的配备，同时给予基层督导人员有效的激励和管理，提高其督导管理耐多药肺结核患者的积极性。

（2）进一步完善城乡 3 种医疗保险制度对结核病的补偿政策，在现有社会医疗保险的基础上，设计针对耐多药肺结核患者的特殊补偿措施。

（3）引入快速、有效的耐多药结核病诊断技术，缩短诊断时间，并辅以必要的实验室改造，提高专科医院耐多药结核病诊断能力。

（4）建立和推荐标准化的耐多药结核病诊疗规范，有针对性开展耐多药结核病知识培训。

（5）进一步完善结核病控制的医防合作模式，加强专科医院与结防机构的合作。

（6）关注患者的心理健康，增强他们对治愈结核病的信心。

七、世界卫生组织总干事陈冯富珍的致辞

这里，我们想用世界卫生组织总干事陈冯富珍博士 2013 年 3 月 18 日在瑞士日内瓦世界防治结核病日媒体通报会上的讲话来结束我们这一章节的沉重话题。

从陈冯富珍的简短致词中，我们至少可以捕捉和领会到如下几个十分重要的信息。

20 年前，由世界卫生组织将结核病传播宣布为全球公共卫生紧急情况这一史无前例的举动是由于病例急剧上升而引发的；

疾病疫情在 1993 年时看起来会失控，10 年前已经达到顶峰；

20 年之后，当人们问道，我们是否已经战胜了结核病，或者至少抑制了结核病紧急情况？我们还不能下此定论；

考虑到结核病治疗和控制一直依赖于陈旧的工具，因此，一点

点成功都是令人钦佩的。

至少，自 1995 年至 2011 年，有 5100 万结核病患者得到治疗，挽救了 2000 万人的生命。

但是，我们仍然面临十分不利的局面。

第一方面是疫情规模。尽管最近在缩小疫情范围方面取得了成功，但是全球结核病负担仍然很大。2011 年，估计有 870 万人染上结核病，有 140 万人失去了生命。这使得结核病仅仅是继艾滋病病毒/艾滋病之后，在全世界由单一传染性病原体引起的最大杀手。

第二方面是结核耐药菌株的上升，这些菌株对多种一线药物具有耐药性，或者还对二线药物具有广泛耐药性。

耐多药结核病几乎在调查的每一个国家都已发现。广泛耐药结核在几年前还仅仅局限在少数几个国家，然而现在的报告已遍及 84 个国家。

从世界范围来看，估计有 63 万人患有耐多药结核病。这一疾病给患者、家庭和卫生系统带来了极大负担，这一点大大加大了这一数字本身的意义。

耐药性结核病极其难以诊断，很难做出治疗并且费用昂贵。虽然耐多药结核病有可能得以治愈，但这需要用昂贵并且带有毒性的药物进行为期 20 至 24 个月的治疗，有些药物需要采用注射方式，有些会出现缺货情况。

与治疗敏感型结核病带来的费用相比，治疗耐多药结核病的费用可能会高出数百倍。平均而言，仅仅约有 50% 的耐多药结核病例可以得以治愈。

某些情况下发生耐多药结核病的情况十分显著，这预示着治疗和控制措施失去了效果。但患者的治疗时间过短，停止服药或者用低质药品治疗，就只能杀死那些最为脆弱的结核杆菌。

这就使得那些较为凶猛的细菌以耐药形式存活下来。换言之，耐多药以及广泛耐药结核的出现可归咎于治疗质量的低劣。

然而，这一状况正在发生改变。

从全球情况看，几乎有4%的结核病新发患者在一开始就对多种药物具有耐药性。这意味着耐多药结核病正在人际间传播。

有些国家高达35%的新发病例一开始就患有耐多药结核。

我们必须从那些已经控制住疾病威胁的国家那里汲取经验教训，并且迫切需要对那些耐多药结核病几乎是常模的国家提供支持。

当我们迫切需要不断加大对耐多药结核病的应对之时，我们却仅仅在试水。通过大型国际合作而取得的成绩可以很容易丧失掉。

最后一个方面是财务问题。结核病治疗和控制方面的资金缺口很大。

我们呼吁对这种全球疫情做出应有投资。

第四章
走不出去的怪圈

　　肺结核是一种严重威胁人类健康的传染病。新中国成立以来，结核病疫情总体呈下降趋势，但由于多方面原因，近年来，结核病又向人类大举反扑。呈现出感染人数多、新发患者多、复发患者多、耐药患者多、死亡人数多等新特点。

　　现代医学认为，对结核病已是病因明确、治有办法、防有措施，但严酷的现实是不仅有相当多的患者迁延不愈，身心承受着巨大的痛苦，更重要的是，全球结核病患病人数似乎越治越多，耐药性肺结核和难治性肺结核日渐增多，对人类健康的危害也越来越严重。

　　在我国，其主要原因在于，城市化进程过快，流动人口增加，人口密度加大，加之，结核病耐药性和广泛耐药性问题突出以及艾滋病和结核病的同时存在，都为结核病的防治工作雪上加霜，带来很大困扰和变数。

一、问题的提出

　　纵观结核病发展史，从 1882 年人类首次认识结核杆菌，尽管治疗结核病药物、技术在不断地发展创新，尽管许多结核病患者得到了及时、有效的救治，然而，结核病却始终未得到根本控制，结核杆菌还在不断地转换面孔，和人类斗智斗勇。

48

据世界卫生组织的最新研究成果表明，全球每一秒钟就多一名结核病患者，结核病已经成为人类的头号杀手。

目前全球有近1/3，即20亿人口感染结核菌，活动性肺结核病患者约2000万，每年新发结核病患者约800万，约有200万人死于结核病，75%的结核病死亡发生在最具生产力的年龄组，其中，95%来自发展中国家。结核病死亡已经达到历史最高水平。

结核病仍然是全世界成人因传染病死亡的主要疾病，早在1993年，世界卫生组织就宣布结核病疫情已经进入全球紧急状态。

而且，结核病杆菌对抗生素的抵抗力正变得越来越强。专家们担心，交通手段的改善以及旅行的方便使肺结核的传播更加迅速。联合国儿童基金会官员警告说，肺结核不但使人类健康受到威胁，而且会制约国民经济的发展，因为，大部分受害者是15～50岁的社会主要劳动力。因病致贫和因贫返病的现象交织出现，加剧了社会的费用负担。

我国是全球22个结核病高负担国家之一，活动性肺结核病患者数居世界第二位。全国约有5.5亿人感染结核菌，现有活动性肺结核病患者约500万，其中具有传染性的患者150万，每年有十几万人死于结核病。

特别是耐药结核菌的出现，结核病合并艾滋病感染更为结核病的防治带来许多新问题。人们惊呼：结核病怎么了，到底是哪个环节出了问题？结核病真的死灰复燃，卷土重来了吗？人类能否战胜结核病？面对结核病的疯狂反扑，我们准备好了吗？

我们深知，瘟疫，是人类挥之不去的梦魇。人类的历史就是疾病和与疾病抗争的历史。疾病和传染病总是伴随着人类的文明进程而来，并对人类文明产生深刻和全面的影响。甚至，传染病对人类的影响比战争和灾害还要剧烈，因为，它直接打击人类文明的核心，即人类本身。

二、最古老的疾病

结核病是伴随人类最古老的"朋友",考古学家发现,自有人类以来,结核病就像鬼魂附体一样,始终挥之不去,袭击人类上万年。新石器时代,人类的颈椎骨化石就被发现有结核病变。早在公元前300年前,伟大的医学之父亚里士多德就推断结核病具有传染性。

英国人一直固执地认为,结核病是公元1世纪由罗马人带到英伦三岛的。可是研究发现,早在罗马人抵达英伦300年前,肺结核就在英国扎下根。

通过对古人遗骸的解剖研究,英国普茨茅斯的考古专家西蒙确定,至少在2300前,结核杆菌就存在于英国本土一些偏僻的村落。而说到肺结核的历史,则可以追溯到6000年前的意大利和埃及。

研究报道显示人们在4000年前的非洲大象的遗骸内明确发现肺结核致病菌,2400年前的埃及木乃伊体内也有肺结核杆菌的存在。

在我国,结核俗称"痨病",过去民间皆称为"肺痨",中医还称之为"痨瘵"。《正字通》解:"痨,今人以积劳瘦削为痨疾。"早在春秋战国时代,就有肺痨的记载。中医典籍《黄帝内经》也有"五虚五劳"的描述。

最直接的物证则是1973年湖南长沙马王堆一号汉墓出土的汉代女尸,研究证明,这位曾经显赫一时的公主,也不幸成为肺结核的罹患者。

西方则把肺痨称为"肺结核",那是因为肺部病理和X光片显示肺部有"结节"病灶而得名。

结核病的英文是 tuberculosis,源自拉丁文的"tubercle"（结节）。

结核是结核杆菌侵入体内引起的感染，是一种慢性和缓发的传染病，其中80%发生在肺部，因此很多人又把结核叫"肺结核"。

由此可见，肺结核是危害人类健康的最古老疾病，其最初的表现形式主要是散在、偶发，没有系统详尽的历史记载，也不了解该病的致病原因和传播途径，更没有特殊的治疗办法和有效药物，但也没有构成大规模的流行趋势和威胁。

三、伴随人类文明的脚步乘虚而入

肺结核大举向人类进攻开始于工业革命时代和城市化进程。现代化交通工具的出现，交通变得方便快捷，大规模农村人口向城市迁徙，导致城市人口急剧膨胀，人际交流空间缩短、节奏加快。居住环境拥挤恶化、潮湿阴暗，居住空间缩小、密度增加，以及空气流通的障碍、阳光照射时间缩短，甚至消失。特别是劳动强度增加，生活水平和营养状况降低，贫富差距拉大和公共卫生管理的滞后等都为结核杆菌的滋生、传播、致病、致死提供了十分有利的空间、土壤和条件。

第一次工业革命时期，结核病在欧洲等国曾一度严重流行。18世纪中叶，伦敦的结核病死亡率竟高达800/10万。当时英国的农民就是因为刚刚失去土地而大量涌入城市，生活环境的恶劣，体力劳动的繁重，工作时间的延长以及营养不良的状况都让肺结核乘虚而入。可见，当时英国学者曾经做过《英国工业革命和结核病》的课题研究就不足为怪了。

日本的工业革命和明治维新晚于英国工业革命约100年，其结核病的发病率和死亡率的出现高峰也恰好大约在100年后，即1900～1940年。据资料记载，当年日本因结核病而死亡的人口高达15万人，死亡率为 212.5/10 万！日本劳工的悲惨境遇和生活场景早有许多文字记载和纪录片中披露，当然其中不乏中国劳工的身影。

肺结核在我国大肆传播也是在 20 世纪 40 年代初，直至 1949 年，全国仍有结核病患者 2700 万，每年死于肺结核的患者超过 150 万，死亡率高达 300/10 万以上，18 岁以上人口结核病菌感染率高达 80%。

其实，现代医学对结核病病因、病理、传染源和传播途径的认识早在 100 多年前就已经相当明确，但是始终没有找到制服病原体的有效手段，以至于让结核杆菌被人类发现后仍然肆虐 60 年，有超过 2 亿人死于结核病。

正如结核病之父德国科学家罗伯特·科赫博士 100 多年前在柏林世界生理学会上演讲中所指出的那样："如果说一种疾病所造成的死亡人数是衡量其严重性的尺度，那么，所有疾病，甚至包括最具威胁性的淋巴鼠疫、亚洲霍乱等都必然排在结核病之后。根据统计资料显示，当时，全人类有七分之一的人死于结核病，并且，如果我们只考虑具有生产能力的中年人的话，那么，这些人中将有三分之一或更多的人是被结核病夺去生命的。"

从结核病的发病规律我们不难看出，疾病从来就不是单纯的自然现象和简单的医学现象，他必然与当时的政治、经济和社会文化有着千丝万缕的联系，互为因果。

四、最杰出的贡献

1882 年 3 月 24 日，无疑是结核病治疗史上的重要分界线。这一天，在德国柏林的世界生理学会上，一个曾经做过社区医生和兽医的罗伯特·科赫博士（Robert Koch，1843 ~ 1910 年）首次宣布发现了结核杆菌，并将其分为人型、牛型、鸟型和鼠型四型，其中人型菌是人类结核病的主要病原体。

不仅如此，为了在显微镜下看清细菌的形状，科赫还发明了细菌染色法，改进了显微镜的装置，这是人类第一次捕捉到结核杆菌的身影。借助显微镜，科赫在几年之后，还发现了一种弧状、浑身长满纤毛的霍乱弧菌，分离出伤寒杆菌。

科赫博士在细菌学另一重大贡献是证实了细菌与疾病的关系，即所谓的"科赫法则"。就是这个科赫法则，进一步证明了结核杆菌是结核病的元凶，并严谨科学地阐明结核病的传播途径。

科赫法则又称证病律，通常是用来确定传染性疾病病原体的操作程序，其基本要素包括以下几个。

（1）在每一病例中都必须出现相同的微生物，且在健康者体内不存在。

（2）在寄主体内能够分离出该微生物并在培养基中得到纯培养。

（3）用该微生物的纯培养接种健康个体能够使同样疾病重复发生。

（4）从试验发病的寄主中能再度分离培养出这种微生物来。

如果进行了上述 4 个步骤，并得到确实的证明，就可以确认该生物即为该病害的病原物。

应当说，在当时的科技环境背景下，罗伯特·科赫提出的这套科学验证方法，用以验证细菌和病害的关系，确实为病原微生物学系统研究方法的建立奠定了科学基础，被后人奉为传染病病原鉴定的金科玉律。

但是，也许正是这个科赫定律，在它发布之时，就已经显露的理论缺陷导致此后 100 多年，结核病专业领域的故步自封和停滞不前，陷入了十分尴尬的被动局面和理论误区，留下了深深的遗憾。

科赫法则的重要理论缺陷恰恰在于它的病原体致病的唯一性和

感染致病的绝对性。后来的医学实践也一再证明科赫法则在这两个方面不能得到圆满的解释。

实践证明，能够导致寄主致病的结核杆菌，在健康人群中的感染率竟然高达45%以上；而感染结核杆菌的健康人群其结核病的发病率不到10%。他的所谓单一致病菌导致疾病发生的理论也不断受到质疑。以至于就连科赫本人后来也不得不自圆其说地赞同他的朋友，细菌学说奠基人巴斯德教授的说法："其实，细菌什么也不是，环境才是一切"。

也正是为了弥补这些理论缺陷，才有了"致病微生物携带者"和"传染病易感人群"的说法。因为按照他们的解释，细菌和病毒只会对易感性强的人构成威胁，至于什么是易感人群，谁也说不清楚，也没有什么客观指标。有些人携带了一辈子结核杆菌也不发病，有些人还没来得及携带就病入膏肓，这些只能用"易感人群"来解释。

但是，结核杆菌的发现以及对其传播途径的认识和了解，毕竟使人类对结核病的防治工作取得了突破性的进展。

1943年美国科学家瓦克斯曼从链霉菌中得到链霉素，是继青霉素后第二个生产并用于临床的抗生素，开创了结核病治疗的新纪元。

1945年，特效药链霉素的问世使肺结核不再是不治之症。此后，异烟肼、利福平、乙胺丁醇等药物的相继合成，更令全球肺结核患者的人数一时间大幅减少，死亡率逐年下降。

以美国为例，1945年，结核病的死亡率为40/10万，到1950年降到20/10万，到1970年，仅为2.7/10万，拥有2亿人口的美国，患病人数已经不到2万人。

在预防方面，主要以卡介苗接种和化学预防为主。

特别是1952年异烟肼的问世，使化学药物预防获得成功。异烟肼的杀菌力强，不良反应少，且又经济，所以便于服用，服用 6～12 个月，10 年内可减少发病 50%～60%。

卡介苗应用儿童预防免疫接种，有效地降低了儿童结核病的感染率。

人类对抗结核病的"第一次世界大战"始于 20 世纪 40 年代，到 20 世纪 90 年代整整半个世纪，结核病在全世界范围内得到有效控制。结核病这个曾经令人恐惧的名词开始离我们远去，结核杆菌似乎一夜之间销声匿迹。

许多结核病医院、结核病防治机构甚至关门歇业，寻找新的出路。

抗生素、卡介苗和化疗药物的问世是人类在与肺结核抗争史上里程碑式的胜利，为此，美国在 20 世纪 80 年代初甚至预言，认为 20 世纪末结核病将可能继天花之后成为第二个被消灭的传染病。

五、最紧急的状态

人类也许高兴得太早了。美国人预言的话音未落，这种顽固的结核杆菌就向人类发起了新一轮的攻势。所以，这 30 年的消沉和平静，到底是结核杆菌彻底向人类投降，全线溃败，还是它们卧薪尝胆，蛰伏变异，伺机以更为狡黠、顽固的形式向人类发起了反攻。这一轮攻势，究竟谁胜谁负还真的不好提前定论。

据世界卫生组织的统计资料显示，1996 年全世界有 700 万人新患结核病，超过 300 万人死于结核病，是该病死亡人数最多的一年，大大超过了肺结核流行的 1900 年。

2003 年 3 月 24 日"世界防治结核病日"之际，"制止结核病"世界行动组织公布的数字显示，感染结核杆菌的人口已经占世界人口的 1/3，当年，全球有结核病患者 2000 万，每天有 5000 人死于结核病，而每年罹患结核病的人超过 800 万，200 万～300 万人死于结核病。结核病成为传染病中的第一杀手。

我国结核病疫情也十分严重，在全球，仅次于印度而高居第二位，感染总数占全球14%，2000年，人口感染率高达44.5%。

早在 1982 年 3 月 24 日，国际防痨协会和世界卫生组织就倡议各国政府和非政府组织举办纪念罗伯特·科赫发现结核菌 100 周年活动，国际防痨协会的会员之一，马里共和国防痨协会曾提议，要像其他世界卫生日一样，设立世界结核病防治日。这个建议后来被国际防痨协会理事会采纳。从那时起，国际防痨和肺病协会与世界卫生组织就开始举办各种纪念活动，宣传和推广防治结核病的知识和理念。

1993 年 4 月 23 日，世界卫生组织在伦敦召开第 46 届世界卫生大会，会议通过了《全球结核病紧急状态宣言》要求世界各国采取紧急措施，积极与结核病危机斗争，并希望加强对防治结核病的宣传，以唤起各国对控制结核病疫情的高度重视，世界卫生组织在《全球结核病紧急状态宣言》中明确指出：引起结核病疫情回升的主要原因有以下四个：政府忽视、移民和难民增加、人类免疫缺陷病毒感染以及抗药耐药病例增加。

1995 年，世界卫生组织为了更进一步地推动全球结核病预防控制的宣传活动，唤起公众与结核病斗争的意识，与国际防痨协会及其他国际组织一起倡议，要提高这个重要日子的影响力。最终确定每年 3 月 24 日为"世界防治结核病日"。

尽管 20 世纪 50 年代以来，有效的抗结核药物问世使结核病得到了一定的控制，但世界上大多数人仍然得不到及时有效的治疗服务。从 1882 年科赫发现结核菌以来，至少仍有 2 亿人被结核病夺去了生命，结核病也经历了从高峰到低谷，从疯狂到低沉，再到疯狂的阶段。

结核病的治疗也从常规用药到联合用药，从长期化疗到短程化疗，从住院治疗到非住院治疗，从抗耐药到抗耐多药，再到广泛耐药。长期以来，人类滥用抗生素导致细菌耐药性增强和变异，机体免疫力下降，甚至产生对任何抗生素都耐药的超级细菌已经预示了某种危机的发生，不能不引起人类的高度警惕。

据世界卫生组织报告，近年来，肺结核在全球各地死灰复燃，呈卷土重来之势。难道人类就走不出防治结核病的怪圈吗？结核病和人类的恩怨情仇到底何时才能终结？

六、结核百年祭，反思"324"

阿拉伯数字 324 取公历纪年 3 月 24 日之意。1882 年 3 月 24 日，德国科学家罗伯特·科赫博士第一次向全世界宣布，发现了导致人类结核病的元凶结核杆菌，以后他又详尽阐述了结核病发病机制和传播途径，被后人奉为"科赫法则"、"科氏经典"。100 多年后，正是为了纪念这一系列重大发现，3 月 24 日才被世界卫生组织确定为"世界防治结核病日"。

从 1995 年 3 月 24 日到 2014 年 3 月 24 日，整整 19 个年头，世界卫生组织和我国政府都显示了彻底消灭结核病的决心和诚意。按理，对付这样一个所谓"病因明确、传播渠道清楚，防有措施，治有办法"的疾病，人类早就应该大功告成，远离结核侵害了。可是，时至今日，100 多年过去了，结核病不但没得到彻底控制，相反，却以更加狰狞的面目，更加疯狂的姿态向人类发起一轮又一轮的反扑和挑战。

中国防痨协会前任理事长端木宏谨先生也多次慨叹，我国结核病防治工作面临的"缺新药物、缺新技术、缺新疫苗"的"三缺局面"。

世界卫生组织前驻中国代表处专家钱秉中博士也连连惊呼，结核病专业领域50年没有多大进步和变化，我们至今还在使用100年前的诊断技术，50年前的治疗药品和30年前的免疫制剂。

看来，在人类和结核病的持久战中，在正视耐药性结核病严重流行的同时，一种悲观和无奈的情绪就像灰霾一样，笼罩在一些专家学者和部分国人的心中，久久不能散去。

那么，面对结核病的猖狂反扑，面对耐药性结核病的严重流行，人类真的无药可医，真的要输掉这场战争吗？回答当然是否定的。但是，为什么我们在与结核病的长期斗争中总是处于被动局面，总是显得无能为力，束手无策呢？为什么长期以来，我们不懈与结核病斗争，仍然没有控制住结核病的肆虐泛滥？难道仅仅用结核杆菌的变异性和耐药性就能推脱搪塞吗？

作为一个从医40年的医学工作者，我常常扪心自问：

是不是我们的防治体系出了问题？

是不是我们的政策设计出现疏漏？

是不是我们的防治理论过于保守僵化，陷入误区？

是不是我们的治疗方法过于老套单一，导致恶性循环？

这些结核病防治领域的重大理论和实践问题，我们是否应该认真总结经验，吸取历史教训，来一番深刻的反思呢？

（1）防治体系建设 我国结核病防治体系还是根据1991年9月12日颁布的《结核病防治管理办法》组织建设的，至今20多年过去了，直到2013年才开始修订。按照原来的结核病管理办法，全国结核病防治规划、技术规范和标准竟然不是由卫生行政管理部门组织制定和统筹管理，而是由疾病预防控制部门负责归口协调，这无疑是造成多年来我国结核病治疗和预防脱节，各自为政，结核病治疗理论研究和技术方法长期停滞不前，耐药性肺结核严重泛滥的重要原因。

特别是近年来，我国城市化进程加快，流动人口增加，基层结核病防治专业人员匮乏，结核病高发群体农民工得不到重视。全国市县结核病防治机构覆盖率高达100%，但患者登记率不高。我国肺结核患者中，有症状者就诊的比例仅为47%，已经发现的患者规则服药率仅为57%，且91.2%的患者首选非结防医疗机构就诊。

实践证明，由全球控制结核病伙伴联盟所推行的DOTS策略也有先天的局限性，这项措施对于社区健康服务体系健全的西方发达国家也许比较适用，但是对于印度、中国、南非、巴西等国家就不那么灵光。看来，盲目照搬西方模式，显然不适合中国国情，犯了教条主义错误，教训十分深刻。

（2）防治政策设计　依据现行的我国《结核病防治管理办法》规定，结核病治疗完全依靠当地结核病防治机构或指定的医疗预防保健机构实施诊断、治疗和管理。而所谓的结核病防治机构是指结核病控制中心及其分中心，各级结核病防治所和结核病防治科等结核病专业防治机构。这项规定无形中把各地大型综合性医院和大学附属医院排除于结核病治疗体系之外，这种结核病专病专治政策和"人人参与、共同遏制结核病"的口号似乎不太吻合。

众所周知，结核病治疗是一个非常复杂的多学科交叉科学，单纯的结核病专科医院甚至包括那些国内知名的结核病院在处理复杂多变的结核病并发症时也常常束手无策，判断失误，以至贻误病情。

（3）防治理论和治疗方法　导致我们走不出结核病怪圈的主要原因是防治理论陷入误区，治疗方法传统单一，导致恶性循环。

误区一：认为结核病是结核杆菌引起的传染病，是全世界由单一致病菌导致死亡最多的疾病。

这是自结核病之父科赫博士 1882 年发现结核杆菌以来医学界普遍接受和公认的原理，也是治疗结核病的重要理论基础，100 年不曾动摇。可是在临床实践中人们发现，在大量的肺结核空洞中，不仅仅有结核杆菌的身影，还有许多致病微生物的存在和寄生，尤其是一些条件性致病菌，诸如霉菌等。显然，结核病灶是多种微生物交叉混合感染的结果。单纯应用抗结核药物，常常不能有效控制结核病，相反会人为破坏结核病灶内的菌群平衡，助长了结核杆菌的耐药性。

误区二：只要坚持长期、足量、联合、全程服用抗结核药物，就一定能治愈肺结核。

这显然与我们控制抗生素滥用政策相左。

事实证明，目前临床应用的 5 种一线抗结核药物是 20 世纪五六十年代产品，临床应用 50 多年，至今没有多大改变，不仅药物敏感性下降，而且因结核杆菌基因突变而早已失去效力，加剧了耐药性形成。这种传统的化疗方法扩大打击面，严重损害机体免疫能力，不仅难以坚持，而且不良反应明显，对患者肝肾损害严重，造成恶性循环。

误区三：对结核病灶的微生态环境认识不足，办法不多，打击不力。

那么结核病灶的微生态环境到底有什么特征呢？在长期的临床实践中，人们发现，结核病灶内其实存在着明显的微循环障碍，其中，包括血液微循环障碍、淋巴循环障碍和微气道阻塞。这种微循环障碍和阻塞恰恰造成人体免疫细胞、免疫因子的进入障碍，以及药物浓度的衰减，这些都为结核杆菌和其他致病微生物的生存和繁殖创造了有利条件。

最重要的是，结核病常规药物治疗过程中，只考虑了破坏、杀灭，没有考虑细胞的修复、重建，更没有考虑机体的动态平衡。单纯依靠全身用药是不能彻底杀灭结核杆菌的，当我们全身大剂量、长期化疗的时候，杀灭的不仅仅是结核杆菌，同时菌群平衡被打破，破坏的是机体自然免疫功能和保护屏障，不仅效果不佳，而且得不偿失。

第五章

传统化学疗法的是非功过

人类的历史，是一个充满了错误的汪洋大海，从里面处处都可以发现一些模糊的真理。

西泽·贝卡里亚（意大利）

一、一场糊涂的爱

"毋庸讳言，时至今日，全球结核病的疫情仍然十分严重，仍然有不少结核病的相关问题不甚清楚，结核病的诊治仍然存在不少困难和问题，结核病的防治工作再次面临着严峻的考验和挑战"，这是中国防痨协会临床专业委员会副主任委员唐神结先生在《结核病临床诊治进展年度报告（2011）》中的开篇语。

一线抗结核药物竟然50年没有改变，传统化学疗法治疗方案也是老一套，充其量不过是像个魔术师一样颠来倒去，换个剂量，变个周期。连2004年中华医学会编著的《临床诊疗指南（结核病分册）》中指出，许多抗结核药物，包括异烟肼、乙酰丁胺这些连续使用几十年的老牌抗结核药，至今连"作用机制尚未完全阐明"。

所谓结核病防治领域的最大困难和问题就是50年不变的传统化学疗法到底还能坚持多久，而结核病防治工作所面临的最大考验和挑战就是耐药性结核病是否已经到了无药可医，束手无策的地步，为此我们将付出怎样的代价和艰辛的努力。

提到结核病的治疗当然不能不提结核病的传统化学疗法，应当说结核病的化学疗法为人类结核病的控制和预防起到了不可磨灭的作用，建立了十分重要的历史功勋，虽然半个世纪过去了，传统化学疗法所采用的一线药物仍然是抗结核治疗的首选方法，不二选择。尽管口服药物有那么多显而易见的欠缺和局限，但我们至今仍然离不开它。尽管传统化学疗法有那么多不尽如人意，带给我们许多伤痛，我们却依然舍不得放弃。

二、曾经的辉煌

化学药物的辉煌是从 20 世纪上半叶，伴随着青霉素、链霉素等一系列抗生素的发明和应用开始崭露头角的。特别是第二次世界大战，外伤和感染的应急需要，更进一步推动了抗生素工业的发展和膨胀。当时如果谁手里有一支盘尼西林、链霉素，那简直是如获至宝，宛如拿到了灵丹妙药。结核病就是从这个时期开始也得到了有效遏制的。

据史料记载，自 18 世纪欧洲工业革命兴起，到 20 世纪 20 年代，结核病整整肆虐了 200 年。感染人口约 20 亿，占 1/3 以上人口，死亡率高达（150～350）/10 万，工业革命时期的英国，结核病患者死亡率竟一时高达 700/10 万，结核病造成的巨大冲击显而易见。

肺结核在我国肆虐恰好也是在 20 世纪上半叶。到 1949 年，全国结核病患者多达 2700 万，每年死于结核病的接近 150 万，死亡率高居榜首，达 300/10 万，18 岁以上人口的结核感染率竟高达 80% 以上。而且，发病率高低与发达程度成正比，北京、上海、江苏、东三省竟然发病率居前。

数据表明，越是劳动力密集，贫富差距悬殊，高楼与棚户栉比，日照和空气稀缺的地方，越是结核病高发的地区。总之，繁华与凋敝的夹缝便是"入侵者"的天堂。这一点，在今日中国结核病预防与控制政策制定中尤其应当引起足够的重视。

正如结核杆菌的发现者、德国科学家罗伯特·科赫博士所说："结核病对人类的危害，即使那些最可怕的传染病如鼠疫、霍乱都显得黯然失色，位列其后。"

然而，人类并没有被结核病吓倒和击垮。

1943年，美国科学家瓦克斯曼从链霉菌中提取得到链霉素，是继青霉素后第二个生产并用于临床的抗生素，开创了结核病治疗的新纪元。链霉素的问世使肺结核不再是不治之症。此后，异烟肼、利福平、乙胺丁醇等药物相继合成，更令全球肺结核患者的人数大幅减少。特别是卡介苗接种以及异烟肼的问世，使化学药物预防获得成功，从20世纪70年代，结核病开始蛰伏，以链霉素、异烟肼和利福平为代表的抗结核药物及化学疗法从此进入空前辉煌和鼎盛时期。

也正是因为如此，在总结这段历史的时候，人们总是把结束人类谈痨色变、十痨九死的奇迹归功于几个伟大的科学家及其一系列抗生素的发明者，陷入了盲目的技术崇拜和药物迷信之中。

人们似乎忽略了这样一个事实，其实，人类之所以能够控制结核病肆虐的根本原因，不仅仅是由于人类发现了结核杆菌、认识了结核病的传播途径以及一系列抗生素的发明应用，更重要的还是因为人类整体科技的进步、社会的文明发展以及预防医学、健康教育的普及推广，消毒隔离措施的建立和应用，这些防治措施的改进以及国家防控政策和综合实力的增强，才使结核病防治工作取得了突破性进展，药物的作用永远是局部的，有限的，得到的永远不比失去的多。可以毫不夸张地预言，既然传统化学疗法是从一系列抗生素的发明和应用开始，既然人类盲目地药物崇拜在抗生素滥用方面已经得到了集中体现，那么，随着抗生素光环的消失，随着细菌耐药性和广泛耐药性的突显，乃至超级细菌的问世，以异烟肼、链霉素为代表的一线抗结核药物也可能成为曾经的辉煌，一定会失去往日的魅力。甚至，连口服药物本身也将不再成为人们防治疾病、维护健康的主要手段和唯一方式。

三、解不开的结

1945 年链霉素药物的应用标志着结核病化疗时代的开始，但是，直到 20 世纪 50 年代异烟肼的广泛应用，才使结核病的治疗真正进入化学疗法时期。以后，随着新药的不断发现，化疗方案的不断改进，据说，不仅使初治结核病的治愈率提高到 90% 以上，也使复发率显著减低。合理化疗 2～3 周后，就可解除传染的威胁，从而使预防措施大大简化，看来这是个不错的方案，人们大可以高枕无忧了。国内外学术界也沾沾自喜，把结核病传统化学疗法的发展史归纳为七大里程碑。

● 1945 年证明链霉素对结核病有明显疗效，使较严重结核病患者免于死亡；

● 1949 年证明对氨柳酸制剂与链霉素合用有效，开启了联合用药时代；

● 1952 年证明合成异烟肼具有高效、低毒、价廉及使用方法简便的特点；

● 1956 年印度的一份研究报告证明 95% 的患者不住院治疗的优异效果；

● 1964 年提出了间歇化疗的理论依据，20 世纪 60 年代末利福平问世。

● 1972 年短程化疗方案使结核病常规疗程缩短了一半以上，自1980 年起正式进入了以异烟肼加利福平为主的短程化疗时代；

● 1995 年，世界卫生组织推出 DOTS 战略。

DOTS 的英文全称为：directly observed treatment short – course，中文译为"直接面视督导下的短程化疗"，其含义是医务人员送药到手、看药入口、记录再走。用意就是在于缩短疗程，监督用药。但是 DOTS 策略的要害恰恰是我国结核病防控政策的软肋，这一点，也许是国际社会所始料不及的，将在后面加以详述。

以往传统标准化疗时间为口服用药 18～24 个月，而短程化疗时间缩短为 6～10 个月，这还仅仅是针对初治肺结核的患者，如果是复治肺结核，仍然需要 8～12 个月，甚至更长，对于耐药和广泛性结核病患者，传统化学疗法就只好束手待毙，缴械投降了。

世界卫生组织的 DOTS 策略正是针对以往标准化疗效果有赖于长时间用药和日渐严重的耐药性所存在的问题而提出的。

可见，用药时间长、不良反应严重，耐药性问题始终是结核病传统化学疗法绕不开的话题，迈不过去的坎，也是导致患者不能坚持服药的主要原因。而不能坚持规律用药，又会造成较高的耐药率和复发率；耐药性和复发反过来又促使医生改变用药方案，加大用药剂量，延长用药时间，患者则更加拒绝依从，耐药更加严重广泛。

从服药、耐药，到加大剂量、变换品种，再到耐多药、广泛耐药，如此循环往复，累积叠加，造成恶性循环，雪上加霜。最后患者肝肾功能损害严重，免疫功能丧失殆尽，病情不仅不见好转，甚至恶化、死亡。

归根结底，患者到底是因病致死，还是因药物不良反应导致病情加重致死，哪个是因，哪个是果，谁也说不清楚。

传统化学疗法就是这样始终逃脱不了这个尴尬境地和解不开的

死结。而短程、快速、平衡、扶正、综合也许是解开结核病治疗的一把钥匙。

四、天真的幻想

善良的人们总是希望有一种理想药物能够彻底制服结核病，而自身又不受到伤害，理想的抗结核药物应首先具备如下功能。

（1）杀菌、抑菌及预防耐药的功能。

（2）能在血液中达到有效浓度。

（3）能渗入吞噬细胞、浆膜腔和脑脊液。

（4）无毒，无害，无不良反应。

（5）使用方便，价格低廉。

这是人类的多么美好的愿望啊，但其实也是个天真的幻想。自古以来，还没有发现无毒、无害、无不良反应的药品，水喝多了都会中毒，何况药品。既然是抗结核药物，一定有毒，既然是抗菌，一定有细菌的耐药，这是自然界不变的法则，从来不以人们的意志为转移。

我国目前广泛应用的抗结核药物（含复合剂）共十几种，包括：异烟肼（H）片剂、注射剂；链霉素（S）注射剂；利福平（R）胶囊剂、注射剂；利福喷汀（L）胶囊剂；乙胺丁醇（E）片剂；对氨基水杨酸钠注射剂；吡嗪酰胺（Z）片剂；丙硫异烟胺（TH）片剂以及异烟肼利福平吡嗪酰胺、异烟肼利福平和异烟肼对氨基水杨酸钠等复合制剂。

针对耐药和耐多药结核病的化学疗法的抗结核药物包括：阿米卡星注射液，氧氟沙星片剂、注射剂，左氧氟沙星片剂、注射剂，卷曲霉素注射剂，环丝氨酸片剂，利福布汀胶囊剂，异烟肼对氨基水杨酸盐片剂等。其中，国家免费提供的一线抗结核药物为异烟肼、利福平、吡嗪酰胺、乙胺丁醇和链霉素。

有关结核病传统化学疗法的基本原则，由中华医学会编著，人民卫生出版社 2005 年出版的《临床诊疗指南 结核病分册》也做了如下明确表述。

对确诊的初治病例和病情复发、恶化的复治病例均应及时予以正确、合理的抗结核治疗，尽管因病情而采用的治疗方案和治疗形式各异，但都必须遵循"早期、规律、全程、联合、适量"的治疗原则，以期达到杀灭结核杆菌和病灶治愈的目的。

应当说，这些一线抗结核药物在早期确实基本满足了这些要求，标准化的治疗原则也收到了一定的效果。但随着时间的推移，当一线药物不能随着时代的变化和细菌的变异而做出适当的调整和升级换代的时候，当治疗方法和治疗原则不能与时俱进，做出相应的改变和突破的时候，原来最基本的要求也变得十分奢侈和苛刻了。

现在看来，这些一线抗结核药物除了使用方便和价格低廉外，其他必要条件都显得差强人意。恰恰是这些一线药物因价格低廉，利润空间狭小，导致鲜有科技研发经费和人员投入，药物科技含量较低，很少更新换代，加之使用时间长，因此对人体造成伤害，不良反应明显，细菌耐药性也最突出。

五、你到底爱不爱我——抗结核药物的不良反应

传统化学疗法始终绕不过去的话题就是药物的不良反应问题。长期口服抗结核药物的不良反应有时比结核病本身还严重，这是不能回避的事实。到底谁是正作用，谁是副作用，还一时说不清楚。即使在六七十年前，瓦克斯曼在发明和研制链霉素时所遭遇的第一道关卡就是药物对人体的伤害问题，他和他的研究小组为此付出了艰辛的努力，筛选了近万株放线菌株，但始终没有解决链霉素的毒

性问题，最后也仅仅是选择了其中毒性较小的菌株而已。

请注意，这里有个微小的细节是，当年，瓦克斯曼最后有关链霉素临床实验结论是委托位于美国明尼苏达州世界著名的梅约医疗研究机构通过豚鼠实验获得的。

翻开《说文解字》和《康熙字典》，"副"字赫然其上，一曰："副之则一物成二，因仍谓之副"。又解："因之凡分而合者皆谓之副"。《英汉医学大词典》称：副作用系用一药剂或方法得到所要以外的结果，有时指药物产生的不良反应，特别认为使用可以获益之外的系统不良反应。不管怎么说，副者一分为二，副是获益之外的结果。副不能过大，副不能篡正。当着某些药物的副作用已经超出意想之外的结果，造成比疾病本身还严重的结局，这种药品的积极作用就将受到严重质疑了。

事实上，无论医药的效果如何，任何化学物质只要进入血液，都会被机体视作有毒物质，并设法尽快予以中和、分解和排泄。而这项工作义不容辞的由肝、肾、免疫系统和其他重要器官所担任，由于多数药品不是剧毒物质，因而，一般情况下，身体都会比较顺利的分解中和，将废物排出体外。但是，如果机体长期承受具有一定毒性的化学物质侵袭，首当其冲的受害者也是肝脏、肾脏、免疫系统和神经系统。这种毒性，医学就给它赋予一个十分文雅的词汇，称为副作用。也就是说，当机体接受药物、手术这种正面治疗时，附带会产生一些负面反应，但是，当许多慢性结核病患者，由于长期、联合、规律服用抗结核药物而产生的副作用是导致身体重要脏器功能损害，免疫系统功能下降，直至病情危重，甚至死亡，这还能称为副作用或不良反应吗？

两权相害取其轻，这本应该是谁都明白的道理，可在传统抗结核药物治疗过程中导致的病情加重、甚至死亡，有时候，还真的不知是疾病所致，还是长期药物慢性中毒所致，正作用和副作用，到底哪个是正，哪个是副，哪个是重，哪个是轻啊？

不懂医学的人，如果偶然阅读中华医学会编著《临床诊疗指南结核病分册》所罗列的有关一线抗结核药物的不良反应，有时候，真会吓出一些冷汗，请看该书的描述。

异 烟 肼

抗结核首选药物，对结核杆菌具有强大的杀菌作用，是全效杀菌药，其作用机制未明。其不良反应如下。

（1）末梢神经炎。

（2）中枢神经系统障碍，甚至精神失常。

（3）肝损害，联合用药时加重肝损害。

（4）过敏反应。

（5）胃肠道、血液和性功能障碍等。

（6）急性中毒，剂量达10g以上时，中毒死亡率达10%。

利 福 平

具有广谱抗菌作用，对各种无论细胞内、细胞外，任何生长环境、生长状态的结核杆菌都有杀菌作用，是一种完全杀菌药。其不良反应如下。

（1）肝毒性，联合用药肝损害更加严重。

（2）过敏反应，严重者导致剥脱性皮炎。

（3）血液功能障碍。

（4）肾功能障碍。

（5）胃肠道反应等。

吡 嗪 酰 胺

本品对结核杆菌有较好的抗菌作用，但易受环境影响。在酸性环境下有较强的杀菌作用，对酸性环境中缓慢生长的吞噬细胞内的结核杆菌是目前最佳杀菌药物，但作用机制尚不明了。其不良方应如下。

（1）肝脏损害，长期大量应用可导致中毒性肝炎，造成严重的肝细胞坏死。

（2）胃肠症状，恶心呕吐，甚至胃溃疡发作。

（3）痛风性关节炎。

（4）过敏反应。

链 霉 素

本品为广谱抗生素，具有较强的抗结核杆菌作用。其不良反应如下。

（1）对第八对脑神经的毒性作用，主要损害前庭和耳蜗神经，常造成不可逆性耳聋。

（2）肾毒性，常与耳毒性同时出现，严重时可致肾功能衰竭。

（3）神经-肌肉阻滞，引起面部、口唇或四肢麻木，甚至呼吸麻痹。

（4）过敏反应，以皮疹和药物热多见，偶有紫癜和过敏性休克出现，发生率低于青霉素，但死亡率较高。

乙 胺 丁 醇

本品对结核杆菌有较强的抑制作用，作用机制尚未阐明。其不良反应如下。

（1）视神经损害，表现为视力下降，视野缩小或视神经炎，是该药的最严重毒性反应，发生率与使用剂量成正比。

（2）末梢神经炎。

（3）过敏反应。

（4）胃肠道反应。

（5）偶见肝功能障碍、高尿酸血症、精神障碍、粒细胞减少、低血钙等。

为了治疗结核病，许多人要坚持口服药物18～24个月，即使改为短程疗法，最快也要6～10个月。药物长期毒害的所造成的累积效应以及由此带来的严重后果，不仅让结核病患者及其家属付出沉重的代价，同时也给社会带来无可挽回的影响，埋下了深深的隐患。这一点，随着时间的推移、细菌的变异，直至耐药性的广泛出现，已经越来越突出地显现出来。

虽然抗结核药物有这么严重的不良反应，传统化学疗法给我们带来如此沉重的伤害，我们却"依然爱你没商量"，因为我们至今别无选择。

六、耐药性啊，耐药性

提到结核杆菌和抗结核药物，就不能不提到抗生素的耐药问题，因为这已经成为全球性公共卫生问题，甚至会以导致世界性灾难，这绝不是危言耸听，而是严峻的现实。

以下是世界卫生组织2013年5月有关抗生素耐药性的实况报道。

重 要 事 实

耐药微生物引起的感染常常对常规治疗没有反应，从而造成长期患病、更大的死亡风险和更高的费用。

对异烟肼和利福平有耐药性的结核杆菌（耐多药结核病）所需疗程长得多，而效果较低。世界卫生组织估算全世界耐多药结核病病例数约为 63 万例。

在大多数疟疾流行国家，对氯喹和磺胺多辛，乙胺嘧啶等较早一代抗疟药物的耐药性十分普遍。

有很大比例的医院感染是由耐甲氧西林金黄色葡萄球菌（MRSA）等高度耐药细菌或耐多药的革兰阴性菌引起的。

新的耐药机制已经出现，最新一代的抗生素因此几乎完全失效。

即使是世界卫生组织在陈述异烟肼和利福平对耐药性结核杆菌治疗没有反应时，还是强调"需要更长的疗程，而效果较低"，似乎还在重复这个怪圈，好像是说，你越耐药，我越用药，你广泛耐药，我联合用药，看来，细菌和人类在玩一场龟兔赛跑的游戏，看看谁跑得快，谁最聪明。世界卫生组织对于抗生素耐药性问题的呼吁和警告，值得我们深刻反思。

什么是耐药性

耐药性又称抗药性，系指微生物、寄生虫以及肿瘤细胞对于化疗药物作用的耐受性，耐药性一旦产生，药物的作用就明显下降。耐药性根据其发生原因可分为获得耐药性和天然耐药性。自然界中的病原体，如细菌的某一株也可存在天然耐药性。当长期应用抗生素时，占多数的敏感菌株不断被杀灭，耐药菌株就大量繁殖，代替敏感菌株，而使细菌对该种药物的耐药率不断升高。目前认为后一种方式是产生耐药菌的主要原因。

也就是说，当大的菌群中包含着对尚未使用某一药物已经不敏感的极少部分的细菌，但绝大部分敏感细菌被药物杀死后，而这些不敏感细菌依然存活，且继续繁殖，最后完全替代菌群中的敏感细菌。因此，耐药性是通过消灭大多数敏感菌而使不敏感菌突出上位的淘汰过程和最终结果。因此，说到底，耐药菌群是优胜劣汰和自然选择的最好诠释，因此也是人类最难对付的生物菌群。

世界卫生组织如是说：抗生素耐药性（AMR）是指微生物对原本有效的抗菌药物产生的耐受性。耐药微生物（包括细菌、真菌、病毒和某些寄生虫）能够承受住抗生素、抗真菌药、抗病毒药和抗疟药等抗菌药物的攻击，这样一来，标准的治疗就失去了效果，感染持续存在，传染他人的风险更大。

耐药菌种的进化是微生物接触抗菌药物后发生的自然现象，耐药性可以在某些类型的细菌之间交换传播。抗菌药物的误用会加快这一自然现象。控制感染做得不好也会让抗生素耐药性扩散得更快。（摘录自世界卫生组织官方网站）

耐药性又分为原发耐药和获得性耐药（又称为继发性耐药）。

由于不合理用药、不规则用药，细菌产生了耐药性，受这种耐药菌株传染而发病的人，即使从未用过抗结核药物，也同样会对细菌有耐药性，这就是原发耐药。原发耐药是指从未接受抗结核化疗或治疗不足一个月的患者，感染了另一患者的耐药菌，便对一种或一种以上的药物产生耐药。一般而言，发达国家原发耐药的患者约为5%，发展中国家为15%。

获得性耐药是由于不正确的化疗所致。是在治疗一个月以上的过程中，发生的一种或一种以上药物产生的耐药。总之，获得性耐药是化疗失败的主要原因，获得性耐药率越高，说明结核病防治规划存在问题。

耐多药肺结核：目前，关于耐多药的概念还存在争议，国内外专家大多认为，耐多药肺结核是指肺结核病患者排出的结核杆菌至少同时对异烟肼和利福平耐药，也有学者认为，只要是对异烟肼、利福平、吡嗪酰胺、乙胺丁醇和链霉素等一线药物中两种以上耐药者均属耐多药范畴。我国目前统一采用第一种定义。耐多药肺结核是肺结核中最为严重的一种类型，尤其是获得性耐多药肺结核，目前还缺乏有效的治疗方法，世界上一度认为，耐多药肺结核有可能成为不治之症，几乎无药可医。

抗生素耐药性问题已经成为全球最为关注的社会问题

第一，抗生素耐药性是致命威胁。

耐药微生物引起的感染常常对常规疗法没有反应，从而造成长期患病和更大的死亡风险。在医院因严重感染接受治疗的患者死亡率大约是感染不耐药细菌患者死亡率的两倍。

第二，抗生素耐药性阻碍了传染病的控制。

抗生素耐药性降低治疗效果，患者传染性的时间因而更长，将耐药微生物传染他人的风险更大。

更为严重的是抗生素耐药性使我们有可能回到发现抗生素之前的时代，导致人类对感染性疾病几乎无药可医，由于抗生素的使用和滥用而使耐药微生物的数量和种类出现上升。许多传染病有可能变得无法治疗和无法控制，这将颠覆联合国千年发展目标中卫生相关指标方面取得的进展，延缓人类社会发展和健康的进程。

不仅如此，抗生素耐药性增加了医疗保健成本，感染对一线药物产生耐药性后，需要更昂贵的疗法。患病和治疗的时间越长，医疗保健成本就越高，家庭和社会的经济负担也越重。

同时，抗生素耐药性影响社会的卫生保健收益，抗生素耐药性将现代医学的成就置于危险境地。没有有效抗生素治疗并预防感染，器官移植、癌症化疗和大型手术等治疗的成功率会受到极大影响，以至于人类许多感染性疾病几乎无药可医。

　　而随着全球贸易增长和旅行的增多，耐药微生物可能会迅速蔓延到世界的每一个角落。

　　2011 年，全球 1200 万例结核病中估计有 63 万例发现为耐多药结核病。世界范围内，大概有 3.7% 的新病例和 20% 曾接受治疗的病例出现耐多药性，但各国耐多药结核病出现的频率差别很大。目前，全世界有 84 个国家发现了广泛耐药结核，其中 22 个国家表现尤为严重，印度、中国、俄罗斯名列前三。

　　耐多药结核和广泛耐药是耐药结核的一种特定形式。

　　耐多药性肺结核是在结核细菌对至少两种最强有力的抗结核药物如异烟肼和利福平具有耐药性时，被称为耐多药结核。

　　而除耐多药结核之外，对任何氟喹诺酮类药物以及三种二线注射药物如硫酸卷曲霉素、卡那霉素和阿米卡星中至少一种具耐药性的结核，被定义为广泛耐药性肺结核。

　　广泛耐药结核的概念是 2006 年 10 月，由世界卫生组织广泛耐药结核全球专题小组制定。如果广泛耐药性结核病在全球泛滥，人类将再次面临结核病的浩劫和灾难，不能不引起高度重视。

为什么会耐药

　　医学界对于细菌为什么产生耐药至今还并没有十分清楚的阐释，这正如人们对细菌的认识一样，还有许多尚待解决的课题。

　　一般认为，导致细菌产生耐药的机制，据说主要是以下三种途径。

　　一是产生灭活酶。而灭活酶有两种，一是水解酶，二是钝化酶又称合成酶，一种能使抗生素失活，一种则阻碍细菌体内核蛋白体的结合，从而引起耐药性。

　　二是改变细菌胞浆膜通透性。细菌可通过各种途径改变细菌胞浆的通透性，以阻止抗菌药物进入菌体，例如革兰阴性杆菌的细胞外膜对青霉素 G 等有天然屏障作用，铜绿甲单胞菌和其他革兰阴性杆菌细胞壁水孔或外膜非特异性通道功能改变，引起细菌对一些广谱青霉素类、头孢菌素类包括某些第三代头孢菌素的耐药。细菌对四环素耐药主要由于所带的耐药质粒可诱导产生三种新的蛋白，阻塞了细胞壁水孔，使药物无法进入。革兰阴性杆菌对氨基甙类耐药除前述产生钝化酶外，也可由于细胞壁水孔改变，也使药物不易渗透至细菌体内。

三是细菌体内靶位结构的变化使药物不能与细菌结合，也是导致细菌产生耐药的主要机制。

总之，新型耐药机制例如破坏最新抗生素的细菌所产生的菌酶等，已经在多种革兰阴性杆菌中出现，并迅速蔓延到许多国家。这可能会使强力抗生素失效，而强力抗生素常常是针对耐多药菌株的最后一道防线。

特别是伴随着近年抗逆转录病毒药物的迅速普及，耐药性成为艾滋病病毒感染治疗中越来越令人关注的问题。

总之，细菌的耐药性正以迅雷不及掩耳之势在全球蔓延，如何控制耐药性的传播和蔓延是当务之急。

我们面临的危机和挑战

那么是什么因素推动了抗生素耐药性的出现和蔓延，我们应该如何化解这种危机，学术界给出的诊断和处方始终未触及问题的根本和实质。

我们浏览了世界卫生组织的官方网站，针对抗生素耐药出现和蔓延问题，他们给出的理由和办法也显得软弱无力，似乎无可奈何。

归纳起来，他们不外乎认为问题出在缺乏全面协调的应对措施；

诊断、预防和治疗工具不足，各级监测系统缺位；保证药物质量及药物连续供应的制度不足；抗菌药物使用不当，包括畜牧业中广泛使用抗生素问题；以及感染预防和控制情况不佳更加重耐药性。

他们认为，目前制止耐药性的新工具渠道正趋于枯竭。现有的抗生素正在失去效力。同时，新型抗生素的开发有所下降。在开展新的研究，获得发现耐药微生物的新型诊断方法以及获得防控感染的疫苗方面的力度不够。如果这种趋势持续下去，制止耐药微生物的手段将会很快耗尽。

其实，耐药性问题并不单纯是医疗卫生问题，他已经牵涉到社会生活的方方面面。因此，单凭联合国的一个专业性卫生协调机构，单凭国家疾病预防控制机构，根本解决不了整个社会的问题。例如畜牧业是耐药性的一个来源，越来越多的饲养动物在广泛使用低于治疗剂量的抗生素，来促进生长或者预防疾病。这可能是造成耐药微生物的产生，并传给人类的重要途径，而农业、畜牧、食品、贸易诸方面的抗生素药物滥用问题，有时比医疗卫生领域还广泛，还普遍，牵涉到千家万户。这些问题如果不从源头解决，细菌的耐药性问题无法得到遏制。

因此，国际社会希望通过鼓励各有关方面协调行动、政策指导、支持监测、技术援助、生成知识、建立合作关系以及一系列促进创新、科研和开发来控制耐药性的传播和蔓延。

这些设想和初衷并不错，但结果和有效性令人怀疑。因为，就连世界卫生组织的某些专家也没有从根本上认识细菌耐药性和抗生素的微妙关系和恩怨纠葛。他们认为，长期服用抗生素药物并没有错误，只是用法不专业。他们总是像守株待兔的痴情汉一样固守一个教条，认为只要患者坚持"早期、规律、联合、适量"服用抗结核药物，坚持传统化学疗法不动摇，细菌就一定能杀灭，耐药性问题就一定能解决。他们从来没有怀疑过抗结核药物本身的缺陷，从来没有认真思索过传统化学疗法所带来的弊端和后果。长期以来，这种药物迷信和药物崇拜的迷雾始终困扰结核病专业学术领域，迟迟挥之不去。

要知道，确定结核病患者的用药标准并不是件容易的事，不仅涉及患者的个人体质、病情的轻重，更与患者感染的菌株、抗结核药物的敏感性以及用药时间、剂量密切相关。基层结核病防治机构和乡镇卫生院基本不具备结核菌培养和药物敏感性试验的设备条件和技术力量。因此，所谓的千篇一律的治疗方案早已和治疗标准相去甚远，面对非标准的个体差异，统一标准本身不过是我们无奈的选择，我们毕竟没有办法一对一地坚持诊断治疗全过程，因此，实际上，细菌耐药性的蔓延和危机早就隐藏在传统化学疗法本身。

七、难以兑现的国际承诺

正是基于对长期用药危害性的考虑和用药过程是否标准的疑虑，以及对耐药性结核病泛滥的焦虑，世界卫生组织于1995年开始正式在全世界范围内推广"直接面视督导下的短程化疗"方案即所谓的DOTS策略。他们认为这是今后传统化疗的发展方向，是获得高治愈率的关键，也是结核病控制的重要策略，是目前国际公认的防治结核病最有效、最经济的手段和办法。在笔者看来，所谓的DOTS策略并不是什么抗结核病治疗的实质性进展和战略性改变，也不是重大的理论突破和技术创新，它不过是针对传统化学疗法所存在的问题而采取的挽救措施和补救手段。

DOTS是英文directly observed treatment short – course的缩写，中文译为"直接面视督导下的短程化疗"，该策略1995年开始在全球推广，被认为是当今结核病诊治和管理的最有效方法。具体做法是在全程短程化疗期内（一般为 6 个月），对非住院患者的每一剂抗结核药物都要在医务人员面视下服用。

DOTS 策略，听起来简单，实施起来却没有那么容易。因此，世界卫生组织在推行 DOTS 策略时就强调了 5 个制约条件，称为 DOTS 策略五要素。

DOTS 策略五个要素如下。

（1）政府的承诺。首先应该明确控制结核病是各级政府的责任，政府应该加强对结核病控制工作的领导和支持，要提供足够的经费，以保证开展现代结核病控制工作的需要。口头承诺并不能代替一切，还包括立法、规划、人力资源、管理、培训，强有力的政策支持必须用足够的经费来支撑。

（2）在有质量保证的细菌学基础上的病例发现。利用痰涂片显微镜检查以发现更多的传染性肺结核病患者，高质量的药敏检测技术以降低耐药性的发生。这一点更为困难，因为它必须在健全的乡镇医疗保健网络基础上实施，其中有关标准结核实验室的投入和建设、耐药监测水平的提高，我国目前连一些县、市一级结防所都做不到，何况乡镇一级。

（3）得到患者支持的标准化治疗及其监测。对所有发现的传染性肺结核病患者，每次服药都要在医护人员的直接面视下服用，并进行记录，以保证患者的正规治愈。

这更是难上加难。试想，就我国目前人口流动和劳动力迁移情况，以及基层医护人员和实际人口的悬殊比例，让每个结核病患者都能在医务人员面前服药的可能性几乎为零。

（4）有效的药物供应和管理系统。结核药物的可得性以及国家对抗结核药物的生产、供应实行有效的管理，以保证药品质量并满足患者治疗的需要。

（5）监测和评价系统以及影响的衡量。结核记录与报告制度、国家结核控制报告、数据和概况、结核规划和预算编制工具等，这些说起来简单，实施起来并不容易。

1997 年世界卫生组织宣布，由于实施 DOTS，使结核病防治取得了突破性进展，结核病流行数十年，首次出现下降，并预计下个十年每年全球可减少 300 万～400 万新病例；如不采用 DOTS，到 2005 年每年新病例可增至近 900 万。

世界卫生组织前总干事中岛认为，从拯救生命的角度看，DOTS 是近十年的最大卫生突破，是救治结核病患者的最可行的方法，同时这也是预防结核病进一步传播的最佳方式，也是使耐药性结核病不至极端恶化的唯一希望。这一策略是国际上公认的最符合成本效益原则的结核病控制策略。

在我国，自 20 世纪 90 年代初到现在，据说国家通过 DOTS 策略，用于结核病的防控的花费不菲，仅从有记录的资料获知，我国于 1992 年开始的世界银行贷款结核病控制项目，到 2001 年结束，项目覆盖 13 个省、市的 1164 个县，共计覆盖 5.6 亿人口，世界银行贷款 5800 万美元，各地政府提供相应的配套经费。除此之外，我国一些地区开展了很多结核病控制项目，例如内蒙古的全球基金结核病项目，达米恩比利时基金结核病控制项目以及新一轮的世界银行贷款/英国赠款中国结核病控制项目等，先后覆盖全国 16 个省、自治区、直辖市的 6.8 亿人口，赠款合计 1.6 亿美元，分 7 年实施。这些项目的目的和手段都是为了推广 DOTS 策略。

笔者查阅了一篇由上海复旦大学公共卫生学院博士生导师龚幼龙教授指导的博士论文，该报告历时 1 年，收集调查全国 13 个省、市、自治区的结核病疫情资料和 DOTS 策略的实际执行情况，用比较翔实的数据，客观冷静分析了影响 DOTS 策略的影响因素及其效果评价。

综上所述，我们利用了这么长的篇幅来总结传统化学疗法的是非功过，无非是要说明，传统化学疗法虽然50年不变，至今还艰苦战斗在抗结核临床治疗第一线，还有一系列国际组织的支持和DOTS策略的保驾护航，应该取得不错的业绩和成果。但是由于传统化学疗法固有的理论缺陷限制了它的发展。

笔者认为，传统化学疗法的软肋和弊端主要表现在如下几个方面。

首先是治疗时间长，患者难以坚持；其次是不良反应十分明显，对肝肾损害尤其严重；加之长期化疗，破坏了人体微生态环境，导致患者免疫力下降，也是其治疗效果不佳重要原因。

更重要的是细菌的耐药性、耐多药、广泛耐药问题与长期、大剂量、联合、规律使用抗生素的互为因果关系，也是传统化疗难以逾越的障碍。

另外，难治性结核病、继发性结核病、结核空洞、大咯血等结核病并发症更增加了化疗的难度。

抗结核病的传统化学疗法虽然对于控制结核病的传播和肆虐发挥了重要的历史作用，特别是对初治性肺结核的治疗收到了显著的效果，但是，抗结核药物的不良反应也相当明显，对人体的伤害不容忽视，特别是它对复治性、耐药性肺结核的束手无策、无能为力更是显而易见。抗结核专业领域应该对传统化学疗法的理论缺陷、认识误区进行深刻反思和认真的研讨，面对日益严重的难治性、耐药性结核病，我们究竟怎么办？

第六章

都是细菌惹的祸吗

细菌什么都不是，环境决定一切。

——路易斯·巴斯德（法国）

一、掀起你的盖头来——什么是细菌

电子显微镜下，细菌不过是单细胞生物，其细胞核没有核膜包裹，裸露的 DNA 蛋白漂浮在细胞中，像是没发育完全的生命匆匆来到这个世界上，仅仅靠单一染色体物质作为遗传密码进行分裂和繁殖。细菌既不是动物，也不是植物，它就是由单一细胞组成的原核微生物。

细菌最早是被荷兰人发现的。17 世纪 80 年代，荷兰学者列文虎克利用自制的、能够放大 600 倍的单式光学显微镜观察牙垢、雨水、井水以及各种有机物的浸出液时，发现了这些游动的生灵，并以"自然界的秘密"一文，首次发表在医学杂志上。他第一次对这些微生物的形态、特征进行了细致入微的观察和描述，开启了现代微生物学的大门。

人们通常以显微镜下细菌的形状命名细菌，圆形的称为球菌，最小的球菌直径只有 175nm；长形命名为杆菌，最长的杆菌也不过 $10\mu m$，弯曲状的则称为弧菌、螺旋菌等。

细菌广泛分布于土壤和水域中,或与其他生物共生,几乎可在任何地方存活。人体本身就寄生相当多的细菌。这些细菌有些单独生活,大部分细菌则是成双成对,成链、成群生活在一起。据估计,人体约有 10 万亿个细胞,其中一部分属于人体本身,另一部分则是寄居于人体内和体表的细菌,这些细菌覆盖于人体的皮肤、口腔以及消化道黏膜,约为人体细胞总数的 10 倍以上。

细菌的种类繁多,家族兴旺,科学家研究过并命名的细菌种类只占已知细菌种类的极小部分,只有一半左右能在实验室培养,绝大部分还是不明物。

细菌可以以无性或者遗传重组两种方式繁殖,每 20 分钟左右就分裂一次,几乎可以在任何地方存活。一个细菌细胞细胞壁横向分裂,形成两个子代细胞。并且单个细胞也会通过突变、转化、转染、细菌接合等方式变异。通过这些方式获得 DNA,然后进行分裂,将重组的基因组传给后代。

处于有利环境中时,细菌可以形成肉眼可见的集合体,例如菌簇。以二分裂的方式繁殖,当细菌处于不利的环境时,它可以耗尽营养,形成内生孢子,又称芽孢,以休眠的方式形成对不良环境的强大抵抗力。

芽孢的生命力非常顽强,有些湖底沉积土中的芽孢杆菌经 500 ~ 1000 年仍有活力,肉毒梭菌的芽孢在 pH 7.0 时能耐受 100℃ 煮沸 5 ~ 9.5 小时。

细菌对寄主的侵犯就是人类所说的致病性。包括细菌吸附于体表,侵入组织或细胞,生长繁殖,产生毒素,乃至扩散蔓延以及抗拒寄主的一系列防御功能,造成机体损伤。

细菌能以它表面的特殊成分和结构附着于寄主体表或各器官的上皮黏膜,如大肠杆菌的某些菌株借其表面抗原吸附于肠道上皮,淋球菌借其表面丝状突出物吸附于尿道上皮，化脓性链球菌借其表面特异性蛋白吸附于咽部黏膜等。

细菌侵入机体有三种方式：一是细菌在身体表面生长繁殖，释放毒素；二是吸附在体表和器官，进入细胞内繁殖产生毒素，使细胞死亡；有些细菌则通过黏膜上皮细胞进入皮下组织，并进一步扩散。

现代科学研究证明，细菌甚至是低等生物向高等生物进化的架构师和铺砖石。它们是在用自己的躯体和生命铸就高等生物的细胞、组织和器官。可以毫不夸张地说，动物体内的细菌数量比地球上曾经有过的人类还多，细菌甚至是哺乳动物细胞的主要构成者，从这一点来说，细菌太伟大了！它们默默无声，毫无怨言，成就了人类，却经常反遭骂名和诬陷。

其实，按照自然法则，无论是天工开物，还是上帝造人，只要是这个地球的造访者，都是生物链条的一部分，没有贵贱，不分好恶，谁也不可或缺，任何人为的肆意砍杀、掳掠，都会使自然界失去平衡，带来十分严重的后果。

自从细菌来到这个世界上，本无恶意，也很少劣迹，在地球上独自生活了几十亿年。它们在自然界分布极广、个体数量最多，是大自然物质循环的主要参与者。蓝天、碧水、青山，哪一样也少不了细菌。

因为细菌是功能完备的细胞，所以细菌能够自己摄取营养进行繁殖。细菌的营养方式有自养及异养，其中异养的腐生细菌是生态系统中重要的分解者，是使碳循环能顺利进行的物质基础。部分细菌会进行固氮作用，使氮元素得以转换为生物能利用的形式。

细菌对人类活动的影响几乎无处不在。人类有时利用细菌为自己造福，有时又反过来"陷害"细菌，与细菌为敌。

人类利用细菌发展酿酒和制醋工业，又反过来利用乙醇和陈醋消毒灭菌；人们利用细菌产生的毒素生产抗生素，控制外伤、感染，却又滥用抗生素大量杀灭无辜的细菌；人们把大量细菌投放在污水、废水中进行无害化处理，却又把细菌作为人类的死敌到处消杀。

细菌本来是这个地球的主人，自有人类以来，一开始细菌与人类也相安无事，但是，人类得天独厚，繁衍生殖过旺，不断开疆扩土、围海屯田、拦河筑坝、砍伐林木、狩猎围堵、饲养家禽，破坏细菌赖以生存的家园，这才和细菌发生了扯不断，理还乱的纠葛和恩怨。

二、最顽固的结核杆菌

结核杆菌是一种十分特殊，又十分神秘的细菌。正是对这个神秘细菌的发现以及对因这种细菌而导致的结核病的研究，几乎耗尽了科赫博士一生的精力和心血。他因发现结核杆菌而荣获 1905 年诺贝尔生理学或医学奖，他也因坚持利用结核菌素治疗结核病最终宣告失败，使后人对他的贡献毁誉参半。你看，就是这个神秘的细菌，成就了他，也几乎毁了他，因为他对结核杆菌的神秘性和特殊性也估计不足，认识不够，险些遭遇滑铁卢。

人们认为结核杆菌神秘是因为它特别善于隐藏自己，这种"精致的棒状物"。躯体非常狭小，大约不到炭疽杆菌的十分之一，而且表面附着一层蜡质，结核杆菌的生长速度十分缓慢，在纯培养液中很难生长，一般的显微镜技术和染色方法很难捕捉到它的身影。科赫就是利用一种特殊的染色方法，才在感染结核菌的肺部组织中找到了它。

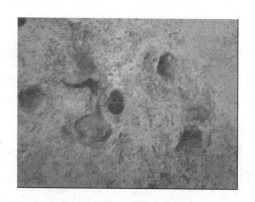

图6-1 结核杆菌

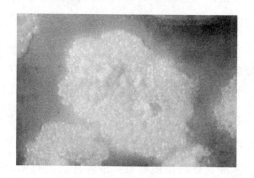

图6-2 结核杆菌菌落

科赫在发现这种致病因子后，还对结核杆菌的繁殖问题进行了深入细致的研究，他发现，结核杆菌不像炭疽杆菌那样容易形成孢子，它只能生长于类似于哺乳动物体温，即37℃左右温度的培养基内，因此，这种微生物是依赖于动物体才能成活的真正寄生生物，而不是像其他杆菌那样是"兼性微生物"。

科赫还发现，患有结核病的患者吐出的大量含有结核杆菌的痰液散布在灰尘和附着物中，几天甚至几个月还能存活，仍然具有毒性。这种情况特别是在阴暗潮湿和缺少阳光、空气不流通的住房内更容易传播。

由于结核杆菌细胞壁中含有脂质，故对乙醇很敏感，在70%以上浓度的乙醇中，2分钟内就会死亡。此外，这种脂质可防止菌体水分丢失，故对干燥的抵抗力特别强。结核杆菌黏附在尘埃上，可以保持8～10天的活性。在干燥的痰内也可存活6～8个月。结核杆菌对湿热敏感，在液体中加热到60℃以上，15分钟内即被杀死，结核杆菌对紫外线特别敏感，是见不得阳光的生物，直接日光照射数小时可被杀死。

因为结核杆菌体内含有60%的类脂质且细胞壁内含量最多，这种富脂外壁的疏水性，使一般的消毒剂难以渗入，对外界条件有异常强大的抵抗力，通常的灭菌方法几乎无济于事。15%硫酸或15%氢氧化钠溶液处理30分钟，可杀死一般的病原菌，但却不能杀死结核杆菌。

结核杆菌在阴暗潮湿的地方可生存数月，在阳光暴晒下仅能生存数小时，在零下7℃以下可生存4～5年。但在沸水中数分钟既可死亡，因此，煮沸、暴晒是最有效、最经济的消毒杀灭结核杆菌的方法。

结核杆菌在含氧充足和温度、酸碱度适宜的条件下生长旺盛，它必须在含有血清、卵黄、马铃薯、甘油以及某些无机盐类的特殊培养基才能生长，所以结核菌最易侵犯氧气充足、血流、营养丰富的肺脏以及骨骼的两端。

结核杆菌生长缓慢，无运动能力，性情懒惰，其最快分裂增殖速度为18小时一代，而大多数细菌都是几分钟或几十分钟便繁殖一代，如大肠埃希菌约需20分钟便可繁殖一代，10小时后，一个大肠埃希菌繁殖10亿个以上，可是一个结核杆菌18个小时才繁殖2个。可别小看或轻视结核杆菌带有这种欺骗性，形似疲惫的懒惰行为，也许这正是结核杆菌的神秘和聪明之处。

结核杆菌不产生内毒素、外毒素，其致病性可能与细菌在组织细胞内大量繁殖引起的炎症、菌体成分和代谢物质的毒性以及机体对菌体成分产生的免疫损伤有关。

结核杆菌可通过呼吸道、消化道或皮肤损伤侵入易感机体，引起多种组织、器官患病，其中以通过呼吸道引起肺结核为最多。

结核杆菌是胞内感染菌，其免疫主要是以 T 细胞为主的细胞免疫。T 细胞不能直接和胞内菌作用，必须先与感染细胞反应，导致细胞崩溃，释放出结核杆菌。机体对结核杆菌虽能产生抗体，但抗体只能与释出的细菌接触起辅助作用，所以，机体对结核杆菌的免疫属于感染免疫，又称有菌免疫，即只有当结核杆菌或其组组分存在体内时才有免疫力，一旦体内的结核杆菌或其组分全部消失，免疫也随之消失。这也许就是科赫博士幻想利用结核毒素治疗结核病却失败的原因。

结核杆菌体态娇小，外壳坚硬，有脂质蜡层保护，耐寒、耐干，抗酸抗碱，不容易染色，不容易渗透，常常自发突变，不断变幻基因序列，专门寻找行尸腐肉寄生，行踪诡秘多端，抗打击，耐药，又不具备其他细菌毒素所特有的免疫性，不留下任何痕迹，让人总是琢磨不透。当然，结核杆菌也有软肋，就是它一进入土壤，便消失殆尽。

结核杆菌的这种存在方式和生命特征充分显示出它是细菌家族中最为优秀、最为神秘的菌种之一，决定了它最终难以被彻底杀灭的内在因素。

到底是人体肺组织病变召来了结核杆菌，还是结核杆菌引起的肺组织病变，这一点，至今还很难说清楚，难怪人类与结核杆菌周旋了 100 年，却始终不能彻底控制它。

三、它比你先到——地球上最古老的生命

最近，科学家利用电子显微镜和尖端科学设备发现了原始生物化石，在非洲南部距今 37 亿年前的太古代地层中，找到长约 0.5μm 的杆状细菌遗迹，据说，这是人类发现的最古老化石，可见，细菌微生物是生物界最原始的祖先，地球上最古老的生命，它比我们人类来到地球的时间可早多了。

地球有 46 亿年的历史，微生物是地球上最早期的生物，据考证已有 38.5 亿年的历史。至今世界上有 100 万种不同的细菌。细菌是一种最简单的细胞，它曾以地球独一无二的唯一地位，统治地球达 20 亿年之久。最早的类人猿（古人类）出现距今也不过 500 万年到 700 万年，而人类文明的历史至今还不到 1 万年。细菌所经历的历史跨度是人类的 2000 倍。据说，宇宙的产生已有 137 亿年历史，地球上的微生物以及人类等一切生物都是宇宙的产物，而地球上的一切生物按照进化论的原则，生存、灭绝、发展，物竞天择，优胜劣汰，毫无例外。人类与微生物一直相伴。人体内和体表就存活着近 100 万亿个细菌，身体的微生物甚至比体细胞总和还要多 100 倍，有人估计，仅仅内脏里就居住着比人类总数多几倍的细菌，一个人口腔里的细菌要比地球上曾经生活过的人口总数还要多。

这种最低级、最原始的生命究竟来自何方？为什么如此顽强？

有人说，探讨细菌和病毒究竟来自何方，就像追问生命的起源一样，无法通过实验和观察得出结论，这是谜，永远不会有定论。

但是在笔者看来，如果说探讨生命的起源好像是追溯亿万年以前的影子，似乎有点无从下手，无能为力；而探索细菌和病毒的籍贯，却并非捕风捉影，因为它们就在我们眼前。细菌是最简单的生命，病毒也算半条生命，它毕竟还有一个蛋白质外壳和一段遗传物

质。当我们了解了细菌和病毒来自何方，也许我们就能真正理清细菌、病毒与人类的前世纠葛，揭开传染性疾病的神秘面纱，明确生命的真实含义，也许能为探索生命的起源寻找到一条新的路径。

有关生命起源的学说，18 世纪以前广泛流行的是神创学说和以亚里士多德为代表的自然发生理论，一直认为生命是从无生命物质自然发生的，甚至是上帝创造的。

直到 18 世纪中叶，英国博物学家、进化论的奠基人达尔文先生历时 5 年的环球航行和科学考察，在动植物和地质方面进行了大量的观察和采集，出版了震动学术界的《物种起源》一书，用大量资料证明了形形色色的生物是在遗传、变异、生存斗争中和自然选择中，由简单到复杂，由低等到高等，不断发展变化的，提出了生物进化论的重要理论，从而摧毁了各种神造论和物种不变理论。不错，达尔文提出的自然选择和适者生存的观点影响了几代人，但他的所谓进化是随机和完全偶然发生的理论不断受到诟病。

特别是意大利生物学家斯巴兰·让尼发现，将肉汤置于烧瓶中加热，沸腾后让其冷却，如果将烧瓶开口放置，肉汤中很快就繁殖生长出许多微生物，但如果在瓶口加上一个棉塞，再进行同样的实验，肉汤中就没有微生物繁殖。实验证明肉汤中的小生物来自空气，而不是自然发生的，也不是偶然出现的。

1860 年，法国微生物学家巴斯德设计了一个简单而令人信服的实验，即曲颈瓶实验，证明了是空气中的微生物使汤腐败，而不是汤因为腐败而产生的微生物，彻底否定了自然发生学说。

此后，巴斯德一直致力于微生物学研究，并提出了"病原体"概念，建立了细菌致病学说，成为现代微生物学的奠基人。

但是，无论是达尔文还是巴斯德，都一直没有解决生物的最初来源问题，微生物这个微小的生命究竟来自何处，依旧是个谜。

四、神秘的"天外来客"

关于生命起源的另外一个重要假说就是宇宙生成理论,假说认为,地球上最早的生命或构成生命的有机物来自其他星球或星际尘埃,某些微生物孢子可以附着在星际尘埃颗粒上而落入地球,从而使地球有了初始的生命。这种曾经被看作坊间笑谈的假说,近年来却随着细菌和病毒对人类猖狂进攻和来去匆匆的显著特征而越来越被人们所接收,起码承认这种假说不无道理,为人们研究细菌和病毒的踪迹提供了一条重要思路。

那么,细菌和病毒果然是天外来客吗?近年来,导致这种宇宙发生学说越来越盛行的直接起因恐怕与人们对 20 世纪初"大流感"和 21 世纪初"非典"肆虐的恐惧和疑虑不无关系。它们来得太迅猛,去得太突然,当人们还没有真正醒悟过来,没有弄清"使者"来历的时候,病魔却卷走成千上万条生命,绝尘而去。

史上被戏称为"西班牙女郎"的 1918 年"大流感",曾经横扫北美和欧亚大陆,是人类历史上最惨烈的瘟疫,从来还没有一种疾病在如此短暂的时间内夺去近 1 亿人的生命。据后人估计,1918 年全球五分之一的人口罹患"大流感",约 5000 万人死亡,全世界几乎所有国家和地区都未能幸免。"大流感"甚至改变了第一次世界大战的格局和走势。因为,历时 4 年的第一次世界大战死亡人数约 1500 万,而 10 个月"大流感"的死亡人数竟数倍于战争死亡人数!什么病原体可以如此凶猛?什么传播途径可以如此神速?

此后的 100 年间,几乎每隔 10 年,便有一次"大流感"光临人间,最为严重的诸如 1957 年的"亚洲流感",1968 年的"香港流感"以及 1977 年的"俄罗斯流感"。此后,流感的光临频度不断加快,烈度也逐渐加强,到了 20 世纪末,几乎每隔 3 年就有一次中度以上的"大流感"疫情爆发，1999 年至 2000 年 4 月，欧、美、亚爆发中度以上"大流感"，其中疫情最严重的法国，高峰时发病率竟高达 861/10 万，有 260 万人罹患。慌乱中，人们归罪于飞禽走兽、鸡鸭猪狗，据说是在人类饲养的家猪和家鸡体内检出了一种与患病人体内同样的病毒，将其称为 H5N1 病毒，于是为了防止再度感染开始了大规模的杀鸡宰猪。

最为离奇的一次急性呼吸道传染性疾病疫情，莫过于发生在 21 世纪初的非典型性肺炎了，后来该病被世界卫生组织命名为 SARS，据说是一种冠状病毒导致的严重呼吸系统综合征。这种急性呼吸道传染病，传播速度极快，竟然在不到半年的时间里，使 8000 余人患病，900 多人死亡，病死率接近 10%。

"大流感"和"非典"激起了人们对细菌和病毒来源的兴趣和猜想，接受细菌和病毒来自太空的假想。

20 世纪 70 年代末，英国著名的天体物理学家、剑桥大学著名学者弗雷德·霍伊尔（Fred Hoyle）博士就著有《来自太空的疾病》一书，揭示了宇宙空间变化对人类疾病的影响。

他坚持认为宇宙中到处都弥漫病毒、细菌和其他微生物，地球上的生命很可能就起源于这些散布在太空中的微生物，并由此引发了生物进化。他还宣称，流感、哮喘和其他一些疾病的流行就是地球遇到这些病原体时引发的。

当然，霍伊尔在学术上是个极有争议的人物。对他的一些理论和假说，有人在《自然》杂志中撰文批评，也有人在国际学术会议上大为推崇，他甚至与 2010 年诺贝尔天文学奖擦肩而过，这也许是他的理论缺陷，抑或是他的性格使然。但不管怎样，霍伊尔在天文物理学的地位以及他作为 20 世纪生命起源于太空学说的主要代表人物却是不可撼动的事实。

有意思的是，20 世纪 90 年代，射电天文学家在星际中的确发现了某种氨基酸的光谱。这说明霍伊尔关于在宇宙中存在一定有机生命的猜测是有一定道理的。

无独有偶，20 世纪 80 年代，我国湖北省高级工程师虞震东先生在《潜科学》杂志上发表了有关生物核反应论文。1985 年，在国际学术界率先提出了"宇宙线环境"概念，并著有《宇宙线环境研究》论著，明确提出了宇宙线环境理论与流行性感冒大流行的密切关系。他在多年的研究中发现，在 50 年的时间里，地球上发生过 5 次宇宙线增强现象，而每次过后的一年左右时间无一例外都出现了流感大流行。

2000 年 1 月出版的《现代科学》杂志上发表了英国威尔士大学教授维克·勒马辛哈的一篇学术报告，他认为，太阳黑子曾经是世界上几次"大流感"的罪魁祸首，其中就包括 1918 年的西班牙流感。他指出，在太阳活动高峰期间，高能量的太阳黑子或宇宙尘埃进入大气层，而飘过地球的彗星尘埃内含有的病毒或可以转变成流感病毒的 DNA 分子，他始终坚信，从平流层降落到地球的尘埃颗粒导致了流感的爆发。他还进一步论证，太阳黑子的活动是周期性的，大约每隔 10 年达到一次高峰，而人类从 1761 年以来爆发的世界性"大流感"也恰恰和这个时间周期相吻合。

2003 年 5 月，英国著名的医学杂志《柳叶刀》刊登了英国和印度学者在几年前进行太空实验的过程和经历。据说，他们用无菌的空气实验气球在海拔 41000m 的平流层收集了许多标本，采集到了大量存活的微生物。这说明，每天有数以万计的细菌和病毒从太空落到地球，其中一定有一部分存活的细菌和微生物。美国太空总署提供的证据也表明，来自火星的陨石可能带有化石形态的有机生命体。

有一种观点认为医学史上有很多次瘟疫和恶性传染病都可以追

溯到太空微生物。1918 年"大流感"导致数千万人死亡的神秘事件
很有可能就是天外来客惹的祸。持这种观点的人推断，这次"非典"
疫情的暴发，病毒很可能就是从喜马拉雅山脉东部平流层最薄的区
域进入大气，集中飘落在中国东南沿海一带所飞来的横祸。否则就
无法解释，疾病会在远隔千山万水的国家和地区同时发生，除了来
自彗星尘埃这样的天文想象，通过人与人的传播几乎是不可能的。
从大宇宙观来看，地球上的生命本来就不是一个封闭的进化圈，必
然会受到外太空的影响。地球上的生命起源于与天体的碰撞、太阳
黑子的裂变以及大量星际尘埃、化学成分和微生物的参与是完全有
可能存在的自然现象，并非空穴来风。

五、一条船上的"偷渡客"

不管生命来自何方，毫无疑问，自从 20 世纪初，奥地利学者、
诺贝尔奖获得者埃尔温·薛定谔博士通过《生命是什么》一书，从
物理学和化学的角度开启了人类认识生命本质的梦想以来，直到电
子显微镜的发明和利用，以及一系列有关 DNA 和双螺旋结构的研究
和设想，人们才有可能通过分析生命的构成成分，认识到生命的本
质和遗传进化过程。人们对生命本质的认识以及对有机生物中心法
则的补充解释，恰恰是通过对病毒复制的逆转录过程的进一步认识
而完成的。这再一次证明了病毒和细菌是最早的生命物质，它们和
哺乳动物乃至人类有着千丝万缕的联系。

人们认为蛋白质是生命的物质基础，是生命存在的基本方式。
随着分子生物学研究的发展，许多人认识到，核酸才是生命的最基
本物质。因为人们从病毒复制过程中发现，核酸是蛋白质产生的
前提。

核酸分为核糖核酸（RNA）和脱氧核糖核酸（DNA）两大类。

病毒的结构十分简单，它仅仅由蛋白质的外壳和里面的 DNA 组成。病毒的繁殖方式非常奇特，它会通过外壳将 DNA 注入寄主细胞中去，进入细胞的 DNA 搅乱细胞原有的正常生命活动，使细胞完全置于它的控制之下，为合成自己的核酸和蛋白质服务。最后，这些核酸和蛋白质便装配成许多子代病毒，杀死细胞，破门而出。令人奇怪的是，子代病毒蛋白质外壳的形状和它抛弃的寄主细胞外壳竟然一模一样的。

事实表明，无论是病毒、细菌，还是高等动植物，它们的表现形式或形态是蛋白质结构的反映，必须有一定结构的 DNA，才会产生一定结构的蛋白质，所以，核酸是通过 RNA 的逆转录完成蛋白质的复制的。

近年来，人们发现一种比病毒更微小的生命——类病毒。病毒的结构可算是简单了，可是类病毒却更简单，连个外壳蛋白也没有，只有一个赤裸裸的 RNA 分子。它们在活细胞的大门之外，仿佛死去了一般，一旦进入活细胞之中，顿时变得生龙活虎。由此可见，是核酸分子主宰着类病毒的生命活动。

可见，几百万年来，不是人类想消灭细菌和病毒，而是人类一直被细菌和病毒改变着，进化者，发展着。

美国遗传学家乔舒亚·莱德伯格（Joshua Lederberg）说："对于一种病毒来说，彻底消灭它的宿主是一项以重大牺牲换来的胜利。从病毒这一方来讲，它的理想是实质上的无症状感染，使它的宿主很容易忘记对自身的保护，并无限期地培育复制病毒的遗传因子。人类的染色体也许就是这样携带了成千上万的偷渡者，它们和正常染色体之间的界限是十分模糊的。我们祖先的本质和本性就是大量溜进我们染色体中看不见的病原体，人类 DNA 的 95% 可能就是这些寄生者"。

好一个"一条船上的偷渡客",形象而鲜明地揭示了人类和细菌、细菌和病毒的盘根错节的关系。细菌、病毒和人类本身是在共存中发展的,我们不可能彻底消灭它们。任何药物都是一把双刃剑,抗生素尤其如此。当人类大量使用抗生素杀灭细菌时,其实人类的免疫屏障也被无情地破坏了。

因此,我们不可能指望发明一种药物把细菌和病毒全部消灭,而人类却安然无恙。

"流行病不是上帝的行为,但它已经参与到病毒、生物物种和人类之间的生态关系中来,将来我们会有更多的惊奇,因为我们贫乏的想象力还赛不过大自然能够玩弄的所有诡计。"莱德伯格不无幽默地说。

的确,传染病疫情已经不仅仅是个历史久远的代名词,因为,谁也阻挡不了那些古典疫病正在改头换面向人类扑来,瘟疫给人类带来的创伤正在悄悄复发。对瘟疫和细菌的重新认识是我们的责任和历史的使命。

也许,传染病就是人类健康的梦魇。有人口聚集就会有传染病,城市是传染病的重要集散地,传染病是人类生活方式的必然产物。人类能消灭天花,控制鼠疫,但是人类不可能消灭人畜共患性疾病,也不可能消灭人与人之间的传播性疾病,人类与传染病之间的斗争将伴随人类始终。

六、致病菌非致病菌都是细菌

自从巴斯德的细菌致病说盛行以来,人类就存在一种错误认识,把细菌视为势不两立和水火不相容的洪水猛兽。

有的教科书甚至告诉我们,许多疾病就是以这些细菌和病毒来命名的,例如因结核杆菌感染而导致的结核病,因霍乱弧菌捣乱而造成的霍乱，因伤寒杆菌作崇而爆发的伤寒等等。为了系统完善细菌致病理论，19 世纪 80 年代后期，细菌学家科赫博士在这方面做出了十分卓越的贡献，提出了一系列细菌致病学说的规则，被后人奉为"科赫法则"。

应当说，科赫法则的实际运用确实为传播性疾病病原体和传播途径的认识提供了清晰的思路，为当时传染病疫情的控制建立了不可磨灭的功劳。但是应当指出的是，在科赫法则公布之日始，细菌学说的理论缺陷和先天不足就已经初露端倪，许多地方不能自圆其说。

比如，科赫特别强调，致病微生物的单一性和绝对性，他的所谓健康体内不存在细菌的说法显然与实际不相符合，大肠埃希菌、肠道乳酸菌和咽喉链球菌大量存在于健康人体中，后来连他自己也不得不承认。

再比如，他过分强调致病菌接种于健康而敏感的寄主一定会引起疾病重复发生的理论也显得牵强附会。事实证明，全世界有大约 50% 的人群感染结核杆菌，但却有不到 10% 的人群发病。乙肝病毒的携带者的乙肝发病率也不过 20%，绝大部分携带者终身不发病。

为了弥补这种理论的缺陷，医学家们似乎又换了一种说法，强调细菌必须在易感性强的宿主体内才会导致病原体引起的疾病。

那么什么是"易感性"呢？所谓易感性就是指机体内环境发生不利的变化，导致机体免疫力下降，酸碱平衡失调等等，可见，一个"易感性"打破了科赫规则的权威性和不可动摇性。

至于，为什么机体内存在大量细菌，有的致病，有的却不致病；同样是一种细菌，有时致病，有时又不致病。医学的解释是，自然界的微生物分为致病性微生物和非致病性微生物，而把致病性微生物则定义为致病菌和病原体，列为杀灭屠戮的对象。

哪些是致病微生物，哪些又是非致病微生物？比如，大肠埃希菌、幽门螺旋杆菌到底是致病菌，还是非致病菌？

人类口腔内或肠道内隐藏的数以万计的细菌到底是抵抗疾病的屏障还是导致疾病的温床？

消毒液、洗手液到底是越多越好，还是适可而止？

当 SARS、禽流感来临，我们连传染源和传播途径还不甚清楚时，就大面积消毒、喷洒，其作用到底有多大？

显而易见，传染病的真正原因在于导致一个人具有较高的易感性因素，那就是体内环境失调破坏了机体的平衡性。有人还形象的把身体比喻为灵魂的殿堂，而细菌则是身体内天然的居民。其中，有一些细菌帮助处理殿堂内日常事务，有的则在殿堂破损时，帮助它修复，或者是干脆尽快毁坏。

著名的德国医学家、人类学家、公共卫生学家、病理学家和古生物学家鲁道夫·魏尔啸（Rudolf Virchow，1821 ~ 1902 年）早在1858 年，在他担任柏林大学病理学教授时，就在他出版的一本书里很有把握地说，细胞学说也适用于疾病组织。他指出，疾病组织的细胞是由普通组织的正常细胞演变而来的。疾病是细胞组织之间的一场内战。1986 年，魏尔啸把他的细胞见解用十分清晰的语言表述为："一切细胞来自细胞"。而在他的晚年，他曾不无慨叹的说："如果我能重生，我就会全力以赴去证明，细菌是在寻找其自然生息地和患病组织，它不是患病组织的原因。"

七、大自然的鬼斧神工——细菌能斩尽杀绝吗

应当说，人类医学研究的重大进步以及对感染性、传染性疾病的控制还是从 19 世纪末对微生物、细菌学的深入研究和认识以及 20 世纪中叶一系列抗生素的发明和广泛应用开始的。到了 20 世纪 80

年代，抗生素神话几乎冲昏了人们的头脑，细菌则被不分青红皂白地推上断头台，抗生素被当作定海神针，乱世英雄一样，不仅广泛应用于人类疾病的治疗与预防，更被畜牧业、养殖业和食品加工生产领域所青睐。在我国，抗生素滥用问题已经很严重。但是，凡事皆有度，物极则必反。耐药性细菌和超级细菌的出现，却无情击破了抗生素的神话，几乎让人类措手不及。

魔高一尺道高一丈，人们太过相信自己的力量和抗生素的魔力了，往往低估自然界的规律和细菌的道法。其实，微生物也是生物。今天当人类维护自然界生态平衡，保护濒危动物的意识已经十分明确的时候，对细菌也应区别对待，不能一概视为有害。事实证明，细菌根本不应斩尽杀绝，也不可能斩尽杀绝。因为，地球自有生命以来，微生物包括各种细菌就是自然界的主要生命形态。它们不仅广泛生存于土壤、水源和空气中，甚至还居住在较大生命体内部。科学研究证明，实际上原核微生物（细菌）和真核微生物（酵母和真菌），甚至包括无细胞结构的病毒，其实都是高级生物进化过程中最原始的生命形态，也是今天高级生物自身存在所完全依赖的生命形态。可以说，现在组成人体的细胞、组织和器官，其实就是在细菌和病毒的直接参与和作用下，经过亿万年分裂、复制，逐步进化完成的。也就是说，各种生命形态早就以共生共存的形式建立了必然的联系和生态链条，相互依赖，互为因果。细菌与人类的关系，早已是你中有我、我中有你的关系。人体就像面团一样，你还能分得开，理得清哪些是水，哪些是面吗？

所以，细菌和病毒不可消灭的要害就在于它们始终和宿主之间保持着一种神秘的关系，一种从基本结构到遗传机制都纠缠不清和相互牵连的前世孽缘。细菌与人类同在，细菌其实就是在与人类躯体同时生存，又同时进化的有机体，这越来越成为不争的事实。学会如何与细菌和平共处才是人类生存的最高智慧。幻想杀灭人体内全部细菌和病毒，哪怕是仅仅杀灭全部致病菌和病原体，以保全人类自身的平安，都是十分可笑和幼稚的，其结果必然是摧毁人体本身的最后一道防线，毁灭人类自己。

英国古典经济学家马尔萨斯的人口理论就基于这样一种基本考量，他认为，只有饥饿、战争和瘟疫才可以使人口保持在可承受的程度上。这里的"可承受程度"指的就是地球、自然界，抑或是上帝的容忍度。也就是说，自然界有一只"上帝之手"，通过饥饿、战争和瘟疫来控制人类的盲目膨胀，盲目扩张，维持自然界的生态平衡。人类科学技术的发展也许可以消除饥饿，避免战争，但唯有细菌和病毒，伴随着瘟疫和疾病，就像梦魇和魔咒一样来无影去无踪，若即若离，挥之不去，有时看似平静，有时却很疯狂，其根本原因也许就在于细菌和病毒这些致病因子本来就和人类扯不清楚。

细菌和病毒既然是微生物就一定遵循自然界的生物法则。一切生物结构的奇妙之处就在于它能够适应生存环境，随着自然界的变化而改变。生物群落中各物种之间的相互依赖的和谐关系及其完美性就是自然界的最高设计，人体本身就是庞大生物群落联合体。

笔者认为：世界本无贵贱，道法自然。自然界的生态平衡是一种铁律，不容许任何人侵犯和打破。人类没有权利根据自身利益自作主张，破坏自然界的基本法则，随意把自然界的生物定义为有害或有益而肆意打杀，哪怕它是细菌、病毒、苍蝇、蚊子、豺狼虎豹。抗生素的失灵和超级细菌的诞生，再一次证明了自然法则的神圣和大自然的无情。

第七章

抗生素，叫我如何说爱你

抗生素不过是延续了霉菌和细菌的战争。一场无休止，不分胜负的战争。这场战争还在继续。

一、微生物和抗生素，一对孪生兄弟

提起抗生素人们并不陌生。譬如，有人患了细菌性肺炎，要用青霉素治疗；肺结核患者常用链霉素；支原体感染患者服用红霉素等等。而青霉素、链霉素和红霉素等，都属于抗生素，是必备的药品，克敌制胜的法宝。这些，几乎成了人们生活的常识。

其实，自然界本来就存在相生相克的自然现象，细菌的滋生和抑制一直是自然界的普遍规律。有些生物互相依存，共同成长，这种现象叫"共生"。如豆科植物和根瘤菌就是奇妙的共生体。根瘤菌生长在豆科植物的根上，从豆科植物中得到养料。而豆科植物则依靠根瘤菌固定大气中的氮元素，从而得到生长所需要的物质。有些生物，它们生活在一起，互相斗争，又相互抑制，或曰一种生命战胜另一种生命，这种现象叫做"拮抗"。

拮抗现象在微生物之间尤为普遍，具有拮抗能力的微生物称为拮抗菌。抗生素就是拮抗菌用来与别的微生物进行斗争的武器。目前知道的天然抗生素就达上万种。如某些青霉菌能够产生青霉素，专门对付葡萄球菌和链球菌，某些放线菌能够产生链霉素等，对结核杆菌和伤寒杆菌有显著的功效。微生物之间相生相克，互利共荣，形成了自然界一片林木繁茂、水草丰美、物种多样的生态景象。当然也有惊涛骇浪、风云变幻、疫病灾情，不过这些对于宇宙长河、星球变迁来说，不过是匆匆掠过的一瞬间。

随着人类科技的进步，自身的强大，自我膨胀，甚至幻想改变自然走向。终于有一天，有了显微镜，看见了微生物，一个偶然的巧合又发现了青霉菌，于是突发奇想，开始利用一种微生物产生的菌株和毒素，提取培养，加工制作，最后形成生产线，开始了利用一种微生物杀灭另一种微生物的历程，这就是人类制造抗生素的雏形。

由于早期发现的一些抗生素，如青霉素、链霉素、红霉素等均来源于微生物的生命活动，而且主要应用于细菌感染的疾病防治上，所以，人们一直认为抗生素就是微生物在新陈代谢过程中所产生的抑制微生物生长及活动，甚至杀死微生物的一种化学物质。

随着医药工业的不断发展，人们又不断扩大抗生素的功能，扩大抗生素的来源渠道，许多抗生素的来源不仅限于细菌、放线菌和丝状真菌等微生物，许多植物及动物也能成为抗生素的来源，如从蒜素、黄连素、鱼腥草素及鱼素中提取抗生素。抗生素的应用范围也从抗菌扩大到抗生物细胞、抗生物活性。利用抗生素对肿瘤细胞进行抑制，对原虫进行抑制，甚至利用抗生素抑制某些异性酶的活力，治疗胃溃疡，降低胆固醇，镇咳、止血、改善心血管功能、刺激机体生长等。

人们对抗生素的概念做了调整和阐释，认为抗生素是生物，包括微生物、植物和动物在内，在其生命活动过程中所产生的（或由其他方法获得的），能在低微浓度下有选择地抑制或影响生物功能的有机物质。

不管怎么说，微生物和抗生素相生相克，共存共荣，互相竞争，却缺一不可。自然界和有机体就是靠着这种相伴相生的状态维持着生态平衡和良性循环。

但是，当人类以自我的方式，盲目扩大抗生素的作用，并毫无节制地滥用抗生素，这就从根本上破坏了大自然的生存法则和游戏规则，无意中打开的潘多拉魔盒，最终只能让人类自食其果。

二、从葡萄球菌到盘尼西林，一次美丽的邂逅

实际上，化学治疗的最重要的进步和突破是亚历山大·弗莱明（Alexander Fleming，1881～1995 年）引领的以青霉素为代表的抗生素的发明和应用开始的。

1928 年，37 岁的英国科学家亚历山大·弗莱明一次偶然的发现改变了医学发展的历史，也改变了人类文明史。

弗莱明是在英国的圣玛丽医学院开始他的学习和研究生涯的，圣玛丽医学院是一所天主教私立大学，位于泰晤士河畔。要知道，当时的圣玛丽医学院虽然历经半个世纪的风雨，房屋破败，设备陈旧，但却不减风采，涌现出许多杰出的医学人物。开创预防接种先河的病理学教授亚尔诺斯·莱特就是来自于这所学院。

一天，弗莱明把一些葡萄球菌培养皿放置在圣玛丽医学院的实验室里，尔后却无意发现一只培养皿的盖子没有盖好，这是一个过期的培养皿，由于空气中霉菌的潜入，已经使这只培养皿发霉，里面长出了一团绿色的霉菌，弗莱明对这只培养皿进行了仔细的观察，发现在青色的霉菌周围有一小圈空白的环状带，曾经分布于这一区域的葡萄球菌却消失得无影无踪，他将培养皿拿到显微镜下进一步观察，发现环状带的葡萄球菌早已死掉。他敏锐地意识到，这是一

个惊人的发现，一定是这种霉菌产生的某种物质，杀死了葡萄球菌。后来的一系列实验证明了弗莱明的推断。这种霉菌不仅能杀灭葡萄球菌，而且能杀灭白喉杆菌、肺炎双球菌和链球菌等。甚至，他将这种物质的培养液加水稀释 1000 倍，对葡萄球菌和肺炎病菌仍然具有强大的杀伤力。

1929 年弗莱明在《不列颠实验病理学杂志》上发表了《关于霉菌培养的杀菌作用》的研究论文，但未被人们注意。弗莱明把这种霉菌定名为青霉素，他指出，青霉素将会有重要的用途，其他活跃的成分则称为盘尼西林。但他自己无法找到一种提纯青霉素的技术和方法，致使他的发现十几年一直未得到重视。

直到 1941 年，同在英国从事研究工作的澳大利亚学者瓦尔特·弗洛里博士（1898～1968 年）和德国出生的鲍利斯·钱恩教授（1906～1979 年），精诚合作，重复了弗莱明的工作，证实了他的发现，然后对青霉素的性质和化学结构以及分离方法进行了更深入的研究，顺利解决了青霉素的浓缩提纯问题，找到大规模生产青霉素的方法，为青霉素的规模化生产提供了条件，1944 年青霉素成功应用于临床，才使盘尼西林的名声大噪，所向披靡，后来它竟然成为第二次世界大战中的重要武器，首先在战场上用于救治。

值得注意的是，正是这种能够杀灭和抑制众多细菌的盘尼西林，因葡萄球菌成名，又因葡萄球菌而身败，而金黄色葡萄球菌的前世今生，也许预示着抗生素从浮华到没落的过程。前后不过 30 年，历史开了个不小的玩笑，偶然的发现变成了美丽的邂逅，最终不欢而散。

但这毕竟掩盖不了弗莱明这位伟大的英国细菌学家的历史功绩，正是因为如此，他才与弗洛里、钱恩共同分享了 1945 年诺贝尔生理学或医学奖。抗生素毕竟为人类立下了汗马功劳，面对突然袭来的传染病疫情，人类当时也许别无选择，没有任何药物可以代替抗生素。盘尼西林的发现和使用，也为人类寻找其他抗生素注入了巨大的动力。

三、链霉素原来是个"土包子"

与青霉菌发现者弗莱明齐名的细菌学家当属链霉素的发明者，美国生物化学家、微生物学家希尔曼·亚伯拉罕·瓦克斯曼博士（Selman Abraham Waksman，1888～1973年）。

1888年，瓦克斯曼出生于俄国普里路基的一个犹太人家庭，后移居美国。1915年，瓦克斯曼以优异的成绩毕业于纽约罗特格斯大学农学专业，1918年获美国加州大学哲学博士学位，后从事土壤微生物研究与教学，其具体研究目标就是放线菌，放线菌在土壤微生物中占有很大的比例。

1932年，瓦克斯曼接受了美国防痨学会的重要委托，把研究重点放在结核杆菌领域，因为美国防痨学会发现，结核杆菌作为一种高致病菌，能在干燥的空气中或唾液中存活、传播，却不能在土壤中生存，莫非土壤中的微生物对结核杆菌有明显的抵抗作用？这种奇妙的构想成就了瓦克斯曼，也成就了链霉素的研究和发明。

如果说青霉素的发现是历史的巧合，那么链霉素的发明则是历史的必然和奇妙的机缘。因为，瓦克斯曼的研究领域恰好是土壤中的放线菌，而放线菌释放的毒素恰好又是链霉素的主要成分，结核杆菌在土壤中不能存活的主要原因又恰好是链霉素。

1940年，瓦克斯曼经过不懈的努力，终于分离出能产生强大抑菌作用的放线菌，但因对实验动物毒性较大，过了两年，又分离出能产生链丝霉素的放线菌，它不论在体内体外，都能对各种细菌和霉菌产生抑制作用，但仍能引起动物的慢性中毒，妨碍了临床的应用。

1943 年瓦克斯曼在累计分离筛选了 1 万株放线菌后，终于提取了对结核杆菌有明显抑制作用，却只带有较小不良反应的链霉素，并顺利完成了对人体和动物的疗效试验。请注意，恰恰是这种当时认为较小不良反应，却限制了链霉素的长期使用，并为此付出了沉重的代价。

链霉素是一种能够成功治疗结核病和其他多种细菌性疾病的广谱抗生素，它是从土壤微生物链霉菌中提炼出来的。瓦克斯曼穷其一生精力，破解了隐藏在土壤微生物中的奥秘。链霉素作为广谱抗生素，其效用仅次于青霉素，这是一种对革兰阴性结核杆菌有效的抗生素，对治疗结核病、伤寒和尿路感染有显著疗效。

历史有许多惊人相似之处，瓦克斯曼发现链霉素就与弗莱明发现青霉素的过程极其相似。弗莱明是在培养基中恰好培养了对青霉素极为敏感的金黄色葡萄球菌，偶尔混进培养基中的又恰好是能产生青霉素的青霉菌；瓦克斯曼收集的是细菌而不是霉素，他在对含有大量抗生物质的放线菌做研究的同时，发现了这种细菌对结核杆菌的杀伤力，从而促进了链霉素的发现。而两人又都因各自的研究成果荣获诺贝尔奖。

四、救命还是致命

20 世纪 50 年代到 70 年代，是抗生素辉煌的时代。

1947 年出现了氯霉素；1948 年，研制出四环素。1952 年，异烟肼的发明使结核病的治疗起了根本性的变化。在接近几十年的使用历史中，虽然不断有患者产生耐药性，但绝大多数医生仍坚持认为它是治疗结核病的一个不可缺少的主药。

利福平发明于 1965 年，利福平使结核病的治疗又发生了一次更大的飞跃,有的专家一度认为抗结核治疗进入了利福平时代,过去需要手术治疗的结核病,因为有了利福平,完全可以不需手术而痊愈,他们太过轻敌也太过乐观。

此后一大堆"不太像魔术弹的魔术炸弹"的抗生素诸如卡那霉素、庆大霉素、氨苄西林、头孢拉定、万古霉素等相继问世。

抗生素在治疗疾病的过程中,最受诟病和责难的就是它的毒性。

首先,氨基糖苷类抗生素损害第八对脑神经,引起耳鸣、眩晕、耳聋;大剂量青霉素 G 或半合成青霉素引起神经 – 肌肉阻滞,表现为呼吸抑制甚至呼吸骤停;氯霉素、环丝氨酸引起精神病反应等早已是医学界的共识,最为严重的是造成儿童听神经不可逆的损害,导致儿童聋哑发病率不断攀升,一度成为一大公害。

据世界卫生组织统计,全球至少有 2.5 亿人有致残性听力障碍,在中国,听力语言障碍人数达 2000 余万,居各类残疾人之首,其中,光是儿童患者就占 200 万,7 岁以下的聋哑儿童为 80 万,新生儿听力损伤的总发病率为 1% ~ 3%。而造成儿童耳聋的罪魁祸首就是药物中毒。我国因不合理使用抗生素导致耳聋的儿童占聋哑儿童的比例高达 30% ~ 40%。

其次,抗生素能够造成严重造血系统功能损害。大量的临床实践证明,氯霉素可引起再障性贫血;氨苄西林、链霉素、新生霉素等可引起粒细胞缺乏症;庆大霉素、卡那霉素等可引起白细胞水平下降;头孢菌素则致红细胞、血小板减少。

此外,抗生素最重要的罪状,莫过于它对人体肝、肾和胃肠道功能的损害。正是因为肝、肾、胃肠道是抗生素的必经之路,口服抗生素首先经过胃肠道溶解、消化吸收进入血液,通过肝脏解毒、代谢,又以原型和代谢物通过肾脏排泄,所以,肝、肾和胃肠道功能常常成为抗生素的"牺牲品"。

据上海市 17 家二级以上医院 2004～2006 年确诊的 1200 例急性肾衰患者的资料显示，药物引发的急性肾衰比例高达 28.9%，在导致肾毒性的各种药物中，抗生素以 48% 的比例占据首位。

医源性疾病正在越来越严重地影响我们，世界卫生组织的一份报告显示，在医院死亡的患者中，每 4 个人就有 1 个是因服用药物而死。这其中，抗生素药物首当其冲，危害最为严重。

与其他所有因素的共同影响相比，其实，某些药物对人类的威胁和伤害更隐蔽、更普遍，几乎人人都使用过药品，很多人丝毫都不怀疑药品对人体有伤害。

笔者曾经参观过著名的英国伦敦大英博物馆，一走进大堂，就看见赫然摆放的几十米柜台，里面不是文物古董、艺术珍品，竟然是展示着药品、便签处方。展示者的用意很清楚，那不是在炫耀制药工业的辉煌历史，那是在告诫人们，在人的一生中，药品有时会变成紧紧缠身的"恶魔"。

著名的哈佛大学医学院解剖学教授医学教育家奥利弗·温德尔·霍姆斯博士（Wendell Holmes Oliver，1809～1892 年），早在 100 多年前就曾批评医药界的疯狂逐利行为，作为一个医学家、临床医生，他以一个批判者的眼光，十分尖锐地指出："医学的耻辱在于，它始终是一个欺骗自己的庞大理论体系。依据这个原则，他们挖空矿山里有腐蚀性的矿石，掏净动物不洁的内脏，放干爬行动物肚囊里的毒液，制成所谓的药物。"

他还不无调侃地说："假如有一天，把所有的药品都抛入大海，那么，这对人类也许不是一件坏事，可能是一大幸事，不过，这对鱼类却是一大灾难"。

五、人类造就了超级细菌

20 世纪 40 年代后期，世界上最可怕的疾病突然失去了威胁力，白喉、猩红热以及链球菌肺炎无一不被神秘的抗生素魔蛋打垮。新药似乎打败了人类所有的疾病，然而，仅仅过了 30 年，无可争辩的事实是，抗生素不但失去了往日的光环，甚至激发了更为致命的感染。人们不得不承认，是人类发明的药物创造了超级病菌。

所谓超级病菌，是对所有抗生素都具抗药性的细菌统称。它能在人身上造成脓疮和毒疮，甚至逐渐让人的肌肉坏死，因此，有的又被称为嗜肉菌。这种病菌的可怕之处并不在于它对人的杀伤力有多大，更要命的是它对所有抗生素都具备抵抗能力，对于这种病菌，人们几乎无药可治，无能为力，有人甚至悲观地认为，如果这种现象持续下去，人类有可能回到无抗生素的时代。

例如，金黄色葡萄球菌是自然界最常见的细菌，它广泛存在于土壤和空气中，也生存在人体的皮肤表面、口腔，平时和人体的免疫系统和平共处，相安无事，既是屏障，又是潜客。一旦人体稍有不适或遭遇外伤，金黄色葡萄球菌就会集聚伤口，与人体的免疫细胞发生争斗，造成血液感染。

自从 20 世纪 40 年代青霉素问世后，金黄色葡萄球菌引起的感染性疾病受到较大的控制，但随着青霉素的广泛使用，有些金黄色葡萄球菌产生青霉素酶，表现为对一代青霉素的耐药。

随后，科学家又研究出一种新的能耐青霉素酶的半合成青霉素，即甲氧西林。并应用于临床，有效地控制了金黄色葡萄球菌产酶株的感染。继而，金黄色葡萄球菌再次变换身影，改变遗传密码，形成新的菌种，即所谓的"耐甲氧西林金黄色葡萄球菌"，其英文缩写为 MRSA。耐甲金黄色葡萄球菌已经成为最为严重和最为普遍的超级病菌。这种超级病菌的感染几乎遍及全球，成为院内感染的重要病原菌之一，也是不断升级换代的新型抗生素的主要对手。

人类从发现青霉素能够制服葡萄球菌开始，到新型葡萄球菌出现，不过经历了 80 年，青霉素也经历了三代变迁，品种不断更新，剂量不断加大，效力却逐渐减小。

几十年来，葡萄球菌、链球菌还在，但青霉素却失去了往日的辉煌，逐渐淡出历史舞台。是人类发现和制造了青霉素，更是人类改变了细菌的结构和遗传密码，让细菌发生了基因突变和变异，形成了新的细菌菌株，它们和人类一决雌雄。所以说到底，是人类发明的抗生素改变了细菌，催生了超级细菌，也改变了人类本身，使人体的免疫屏障受到破坏，人体的菌群平衡失调，这也许是弗莱明当初所没有预料到的结果。

六、一个神话的破灭

长期以来，人们创造了一个抗生素的神话，但是人们对于抗生素的依赖和滥用已经成为世纪难题，在我国尤为严重。据世界卫生组织的一份调查报告显示，我国住院患者的抗生素药物使用率高达 60%～80%，其中使用广谱抗生素和联合使用两种以上抗生素的比例占 58%。远远高于 30% 的国际水平。正是由于药物的滥用，使病菌迅速适应了抗生素的环境，各种超级病菌相继诞生。

基因突变是产生此类细菌的主要原因。在自然状况下，变异菌在不同微生物的生存斗争中未必处于优势地位，较易被淘汰。抗生素的滥用则是这类细菌盛行的导火线，由于人类滥用抗生素，使得原平衡中的优势菌种被淘汰，而这种抗药性细菌则顺利成为优势菌种，取得了生存斗争的优势地位，从而得以大量繁衍、传播。可见，抗生素的滥用对微生物进行了定向选择，导致了超级细菌的盛行。

进入 20 世纪末和 21 世纪初以来，随着我国人口的老龄化现象日益突出、免疫损害宿主的不断增加，病原体的变异和抗生素耐药率的显著上升，都使传染性疾病的治疗和预防面临许多棘手问题。

1997 年，美国学者皮特·布鲁克·史密斯（Peter Brooke Smith）在其撰写的《未来的灾难——瘟疫复活与人类生存》一书中，就曾深刻地写道：疫苗、抗生素以及近年医疗技术的飞速发展，造成了一种我们几乎不受疾病影响的假象。然而，几乎与此同时，许多可怕的毁灭性新型疾病正在世界各个角落出现。人们还发现，医院竟然是这些恐怖的新型超级细菌的温床。"非典"疫情的爆发被不幸而言中，不能不引起我们的高度警觉。

有资料显示，我国的抗结核耐药性问题的严重程度已经位居世界的前列，成为少数几个最严重的国家之一。珠三角地区由于特殊的地理位置和经济飞速发展，抗生素滥用的现象尤其值得警惕。据深圳市一份对患者分离细菌耐药性的监测资料显示，抗生素的滥用使细菌的耐药性越来越强，甚至造就了超级细菌，这些细菌不仅"不怕"大多数的抗生素，而且对最新的强效抗生素也能"抵抗"。监测还发现，在深圳，由于抗生素亚胺培南的大量使用，从 1998 年至今铜绿甲单胞菌对这种抗生素的耐药率一直超过 40%，远远高于北京和上海。

历史在无情地嘲弄人类。自 1941 年以来，弗罗里和钱恩对细菌学家弗莱明发现的青霉素进行了更深入的研究，并开始批量生产，大规模投入临床应用以后，抗生素成为战胜一切疾病的灵丹妙药。特别是随之而来的链霉素、氯霉素以及磺胺药物的发明和应用，使许多传染性疾病得到有效的控制。许多人曾为之振奋，人们以为，从此人类可以告别传染病了。

1967 年，世界卫生组织曾经发起全球彻底消灭天花的运动，经过 10 年的努力，确实让天花销声匿迹。于是，1978 年，人类满怀信心地提出"限期消灭传染病"的乐观口号，联合国成员国共同签署了《全人类健康 2000 年》的协议，郑重向全世界宣布，人类将在 21 世纪到来之前，彻底消灭传染病。然而谁能想到协议签署不过 20 年，越来越多的病毒和细菌就向人类发起了严峻的挑战，某些传染性疾病又有了卷土重来和越来越猛的势头。

1991 年，一场霍乱肆虐南美洲，仅秘鲁一个国家就有 3000 多人死亡。第二年，印度和孟加拉国又有 10 万人感染 O139 霍乱。

1993 年，结核病死灰复燃，而且势头更烈，大有蔓延泛滥之势。近 10 年来，全球结核病的发病率明显回升。全球有近 1/3 的人感染结核杆菌，约有 2000 万结核病患者，现在每年新增加病例 800 万，死于结核病的达 300 万人，高居传染病死亡人数之首。

接着是非洲大陆的埃博拉病毒的蔓延，还有禽流感传播这个过去仅在家禽内传播的疾病也开始肆虐人类。

加之炭疽热、疯牛病，艾滋病的推波助澜，非典侵袭，医院和医务人员竟然成为首当其冲的受害者。

到底是什么出了问题？人类为什么如此虚弱，到了如此不堪一击的程度？

七、最后一道屏障

其实，早在 20 世纪 90 年代，就有科学家一针见血地指出，传染病的死灰复燃归根结底是人类的免疫系统出现故障，而这种故障的罪魁祸首竟然是人类发明出来抵御细菌的抗生素。细菌在抗生素的打造下，不断复制变异，产生更具耐药的菌种，而人类却在一系列抗生素的保护下发生紊乱，连最后一道屏障都几乎被抗生素摧毁了，难怪人类变得越来越脆弱，越来越敏感。这是自然界对人类的无情报复。

越来越多的事实证明，抗生素的过度使用造成大量微生物变异和耐药性。使曾经在20世纪带来辉煌医疗成就的青霉素等抗生素正在迅速失去效力，一个抗生素时代过后的病菌"超级细菌"时代开始出现。

加拿大一所儿童医院发表的调查报告显示，1991年属于超级病菌引起的传染病病例在加拿大患病儿童中的比例为2.5%，但到1998年猛增到13%。由于过度使用或误用抗生素，使病菌产生抗药性，导致抗生素药物失效。

超级病菌能分泌降低药效的化学物质，而且由于不同种类细菌之间的DNA片断可相互传递，这种抗药性会在相互接触的各种细菌之间迅速扩散。

据美国《新闻周刊》报道，仅1992年全美就有13300名患者死于抗生素耐药性细菌感染。

20世纪80年代，人类以为几乎可以征服所有的感染性疾病，当时医学界将注意力集中在癌症、心脏病和其他慢性疾病。然而，随着时间的推移，耐药性细菌越来越多，这些狡猾的东西在人类的"推波助澜"下，开始对人类展开致命的反击。目前耐药菌特别是多重耐药菌引起的感染对人类健康的威胁令人担忧，其中以急性呼吸道细菌性感染、细菌性脑膜炎、细菌性肠道感染、淋病、医院获得性感染、结核病等尤为突出，且危害日趋严重。倘若病原菌对第三代头孢菌素、碳青霉烯类、万古霉素及氟喹诺酮类均产生耐药或耐药菌引起感染流行，将会发生不可思议的后果。

有学者甚至惊呼：抗生素滥用预示着抗生素时代的结束，如果滥用抗生素的现象不能及时遏制，再过20年，抗生素将走向穷途末路，人类将再无有效的抗生素来控制感染，那时人类将面临重大的灾难。

　　事实证明，抗生素无论多么准确地聚焦于引起疾病的细菌，都不能完全阻止或消灭所有它们所瞄准的细菌。感染可能由几百万微生物引起，有些种类不到一个小时便可以繁殖。这意味着人体内100万个危险的细菌在遇到攻击之后，会迅速繁殖产生200万的第二代，乃至400万到800万的第三代第四代。而且其后代与前辈总是不完全相同，变异绝对不是例外，而是规律。不仅是致病菌在受到攻击时产生变异，难以对付，更严重的是，原来体内寄生的非致病菌也在外部药物的攻击下，变成对人体有害的致病菌了。这简直和人类的初衷在唱对台戏。

　　遗传学家在研究中发现：细菌甚至在受到X线轰击下发生明显变异，细菌内不停发生的基因改变能确保它们的生存。人类也许可以通过药物的发明来根除细菌内的变异和繁殖，但人类根本无法知道，细菌之间以及不同种类细菌之间是如何传递、增殖这种抗药性信息的，也根本无法知道这种抗药性的传播有多远、多快，它们在何时何地发生、发作。

　　为了生存，被攻击的细菌竟然可以通过其他种类的细菌传递抗药信息和改变自身的遗传密码，完成变异。对于细菌来说，整个世界都是它的基因库，病原体随时都可以获得新的遗传特质来适应环境，生存下去。这说明，细菌太聪明了，如此下去，不管人类研制什么药物，病原体总能找到办法对付，产生耐药性，从根本上说，细菌实际上是无法控制的。

　　何止是细菌，其实疾病本身不是也如此吗？20世纪的一系列物理学和生物化学的发明和发现，把现代医学推上了顶峰，奉为神灵。似乎人类可以藐视一切，征服一切疾病，用战争和干预的手段对抗所有的不适，"抗"字成为现代医学的主旋律。抗生素、抗结核、抗肿瘤，抗过敏、抗病毒，几乎"无所不抗"。斗争哲学不止充斥于社会人文领域，同时也几乎垄断了整个医学思想。

其实，从某种意义上讲，健康不过是人类的美好愿望，是不断追求和为之奋斗的目标，健康总是相对的，疾病则是经常发生的，是人类生存的基本方式，是常态。头痛脑热，腰酸腿痛，细菌感染，消化不良就是我们生活的一部分。人类生活本身就是不断追求健康，抵御疾病的过程，永远不会完结，这是一场贯穿人类始终的博弈，人类不要指望通过一剂良药彻底战胜疾病，更不要指望通过发明更高级的抗生素来彻底消灭病菌，因为征服疾病和敬畏生命同样重要，微生物也是生命，而且是地球上最早的生命，不可亵渎。

八、狼和鹿的较量，没有赢家

其实，有关细菌和抗生素的博弈，正如一场狼和鹿的游戏。故事讲的是 20 世纪初，西奥多·罗斯福在担任美国第 26 任总统时所干的一件遗憾事。也不知这童话故事的编排者想借助总统的名声来传播一种先进的理念，还是罗斯福总统果真有此行动，不管怎么说，有关狼和鹿的凄美故事却传递了大自然生态循环的不变法则。

故事的梗概如下：20 世纪初美国亚利桑那州北部的凯巴伯森林还是一派松杉葱郁，生机勃勃的景象。有 4000 只左右的鹿在林间欢跳，狼不时出没。狼是鹿的天敌。

罗斯福总统很想让凯巴伯森林里的鹿得到有效的保护，繁殖得更多一些。他宣布凯巴伯森林为全国狩猎保护区，并决定由政府雇请猎人到那里去消灭狼群。在猎人冰冷的枪口下，狼接连发出惨叫，一命呜呼。经过 25 年的猎捕，有 6000 多只狼先后毙命。森林中其他以鹿为捕食对象的野兽（如豹子）也被猎杀了很多。得到特别保护的鹿成了凯巴伯森林中的"宠儿"。在这个"自由王国"中，它们自由自在地生长繁育，自由自在地啃食树木，过着没有危险、衣食无忧的生活。很快，森林中的鹿增多了，总数超过了 10 万只。这些鹿使森林中的绿色植被一天天减少，大地开始出现枯黄和沙化。繁茂葱翠的森林竟然开始退化。

灾难也终于降临到鹿群头上。先是饥饿造成鹿的大量死亡，接着又是疾病流行，无数只鹿消失了踪影。两年之后，鹿群的总量由 10 万只锐减到 4 万只。到 1942 年，整个凯巴伯森林中只剩下约 8000 只。

罗斯福无论如何也想不到，他下令捕杀的恶狼，其实也是森林的保护者！尽管狼吃鹿，它却维护着鹿群的种群稳定。这是因为，狼吃掉一些鹿后，就可以将森林中鹿的总数控制在一个合理的程度，森林也就不会被鹿群糟蹋得面目全非。

同时，狼吃掉的多数是病弱的鹿，又有效地控制了疾病对鹿群的威胁，维持了物竞天择的自然规律，使经过优胜劣汰的优势品种得以延续。

从进化论角度来看，狼也是世界上发育最完善、最成功的大型肉食动物之一，它具有超常的速度、精力和能量，有丰富的嚎叫信息和体态语言，还有非常发达的嗅觉。它们为了生活和生存而友好相处，为了哺育和教育后代而相互合作，其突出表现在群体社交和相互关心方面，可以说仅次于灵长目动物，因此它们的活动范围伸展到山区、平原、沙漠、冻原……几乎遍及全世界。从生态学上来说，狼可以控制草食动物的数量，也就是起着维护草原和森林生态平衡的作用，而且它们追捕的多是"老、弱、病、残"，对草食动物本身也起着复壮种群的作用。所以，无论是狼也好，鹿也好，自然界任何生物都是不可或缺的，否则就不能构成一个完整的生态系统。

凯巴伯森林中发生的故事说明，生活在同一地球上的不同生物之间是相互制约、相互联系的，仅仅根据人类自身的片面认识去判定动物的善恶益害，有时会犯严重的错误。森林中既需要鹿，也需要狼。人们必须尊重动物乃至整个生物界中的这种相互关系，尊重一切生命。

九、走出误区，合理用药

我们总结药物的负面作用，并不是一概排斥合理用药，而是强调过度滥用的危害。虽然滥用抗生素并非消费者的本意，但由于对抗生素相关知识的不了解，加之一些人的误导，也让人们雾里看花，陷入抗生素使用的误区，作为一个负责任的医务工作者，应该义不容辞地予以矫正。

首先，抗生素并不等于消炎药。

抗生素不直接针对炎症发挥作用，而是对引起炎症的微生物起到杀灭作用。多数人误以为抗生素可以治疗一切炎症，实际上抗生素仅适用于由细菌引起的炎症，而对由病毒引起的炎症无效。人体内存在大量正常有益的菌群，如果用抗生素治疗无菌性炎症，这些药物进入人体内后将会压抑和杀灭有益的菌群，引起菌群失调，造成抵抗力下降。日常生活中经常发生的局部软组织的瘀血、红肿、疼痛、过敏反应引起的接触性皮炎、药物性皮炎以及病毒引起的炎症等，都不宜使用抗生素来进行治疗。

其次，抗生素也不能预防感染。

抗生素仅适用于由细菌和部分其他微生物引起的炎症，对病毒性感冒、麻疹、腮腺炎、流感等患者给予抗生素治疗有害无益。抗生素是针对引起炎症的微生物，是杀灭微生物的。没有预防感染的作用，相反，长期使用抗生素会引起细菌耐药。

另外，抗生素使用的原则是有针对性的使用对相关细菌敏感的抗生素药物，即窄谱抗生素。能用低级的不用高级的，用一种能解决问题的就不用两种，轻度或中度感染一般不联合使用抗生素。在没有明确病原微生物时要谨慎使用广谱抗生素。否则容易增强细菌对抗生素的耐药性。

抗生素并不分好和坏、新旧，对症最重要。每种抗生素都有自身的特性，优势劣势各不相同。一般要因病、因人选择，坚持个体化给药。例如，红霉素是老牌抗生素，价格很便宜，它对于军团菌和支原体感染具有相当好的疗效，而价格非常高的碳青霉烯类抗生素和第三代头孢菌素对付这些病就不如红霉素。而且，有的老药药效比较稳定，价格便宜，不良反应较明确。

一般说来，并不提倡联合使用抗生素，因为联合用药可以增加一些不合理的用药因素，这样不仅不能增加疗效，反而降低疗效，而且容易产生一些不良反应，或者使细菌产生耐药性，所以合并用药的种类越多，由此引起的不良反应、发生率就越高。

更值得注意的是，抗生素并不能治感冒，也不预防感冒。

病毒或者细菌都可以引起感冒。病毒引起的感冒属于病毒性感冒，细菌引起的感冒属于细菌性感冒。抗生素只对细菌性感冒有用。其实，很多感冒都属于病毒性感冒。严格意义上讲，对病毒性感冒并没有什么有效的药物，只是对症治疗，而不需要使用抗生素。大家可能都有过这种经历，感冒以后习惯性在药店买一些抗感冒药，同时加一点抗生素来使用。实际上抗生素在这个时候是没有用处的，是浪费也是滥用。

当然，也不要频繁更换抗生素。抗生素疗效有一个周期问题，如果使用某种抗生素的疗效暂时不好，首先应当考虑用药时间不足。此外，给药途径不当以及全身的免疫功能状态等因素也可影响抗生素的疗效。如果与这些因素有关，只要加以调整，疗效就会提高。

频繁更换药物，会造成用药混乱，从而伤害身体。况且，频繁换药很容易使细菌产生对多种药物的耐药性。

抗生素的使用有一个周期。用药时间不足的话，有可能根本见不到效果；即便见了效，也应该在医生的指导下服够必需的周期。如果有了一点效果就停药的话，不但治不好病，即便已经好转的病情也可能因为残余细菌作怪而反弹。同样，一旦见效就停药，症状复发再次用药，如此反反复复，相当于增加了药物对细菌的自然选择时间，也会使细菌对这种药物产生抗药性。

第八章

敢问路在何方

　　前面我们利用两个章节的篇幅不厌其烦地讨论细菌的概念、细菌的来历以及细菌和人类的纠葛，回顾抗生素和人类的美丽邂逅、历史机缘以及曾经逝去的辉煌，无非是要总结人类对于传染性疾病的认识偏差，对细菌和其他微生物的片面解读以及对一系列抗生素药物的过分追捧和过度使用，以至打破了生物圈的基本平衡，破坏了人体的免疫屏障，给人类甚至这个地球带来了无穷的隐患。

　　人类利用传统化学疗法治疗结核病的漫漫坎坷路就是这样不知不觉地陷入了怪圈，捆绑在"结核杆菌—结核病—抗结核药物"这种固定僵化单一的链条中，既不能自拔，又无法解脱，一步一步走进了死胡同。

　　针对传统化学药物疗法存在的问题，临床上也不断研究其他办法，但在笔者看来，仍然没有突破思想的羁绊，那么人类抗结核之路究竟在何方呢？

　　2013 年 10 月 31 日，中国科学报就以"结核病防控之殇"为题，比较详细的总结了人们在抗结核道路上的艰难跋涉和辛勤探索。

　　文章认为，结核病防控之"易"在于它是一种古老的疾病，人们预防与治疗方面的经验已相对成熟；结核病防控之"难"，则在于结核杆菌的慢性感染习性。目前还没有一种抗结核药物能消除慢性感染，尤其是近年来细菌频繁滋生多药抗性（MDR）以及艾滋病的蔓延，更令结核病防控"雪上加霜"。

而近日出版的《自然》杂志也开辟"展望"专栏，推出"结核病"专辑，全面评述和展望了结核病流行、诊断、预防和治疗的最新进展，涉及病菌传播、免疫应答、潜伏与激活、药物研发和疫苗设计等结核病防控的关键问题，值得结核病专家及传染病研究人员关注，也有助于大众了解结核病的形势及发展趋势。

根据世界卫生组织（WHO）的报告，全球结核病的流行程度大幅降低，但其发生率与死亡率仅轻微下调，而结核病并发艾滋病的频率反而呈现上升势头，因此，结核病在新形势下大有"死灰复燃"之势，对结核病及其并发症的防控依然任重道远。

一、慢性感染与潜伏

据估计，目前全球约有 20 亿人感染结核杆菌，但只有 10% 可能最终患上结核病，其中 5% 在感染后 18 个月内发病，另有 5% 会在感染者一生中的任何时期发病。大多数感染者都变成长期带菌者（慢性感染者），他们终生不会发病，也不会将病菌传染给他人。

结核杆菌可以在人体内长期潜伏而不表现出任何症状，只有当免疫力低下时（如艾滋病患者、年老体弱者、器官移植患者）才会发作。在一些发达国家和地区，已经证实许多老年结核病患者体内的结核杆菌均源于其儿童时期（20 世纪 40 到 50 年代）的"旧"感染，而不是"新"感染，结核杆菌已在他们体内潜伏了长达 50 ～ 60 年！

在小鼠、猴等实验动物中的研究发现，结核杆菌造成的肺部慢性感染实际上呈现极大且明显的异质性。结核杆菌与巨噬细胞及其他免疫细胞共存于被形容为"炎症包"的肉芽肿内，其中某些肉芽肿内的结核杆菌看起来处于潜伏期，而另一些肉芽肿内的结核杆菌却似乎处于活动期。同样，在人体内也发现了类似的结核杆菌慢性感染异质性。

事实上，在貌似"平静"的肉芽肿内，无时无刻不在发生着结核杆菌与免疫细胞的"激烈"搏斗。某些肉芽肿能有效"管控"结核杆菌活动，使感染者长期不发病，而某些肉芽肿却在结核杆菌攻击下"失控"，造成结核病发作，这在免疫力下降的老年人群中尤为常见。由此看来，结核病发作与否取决于结核杆菌与免疫细胞之间的"角力"，"潜伏"并非"睡眠"，"活动"也不是"苏醒"。

至于无症状人群是否应该像结核病患者一样常规用药还存在争议。不过，即使无症状感染者自愿接受提前治疗，目前还没有一种上市的抗结核药是专门针对慢性感染的，如常用的异烟肼只能杀死正在复制的结核杆菌。可喜的是，新研制的抗潜伏期结核杆菌的能量生成抑制剂刚刚获准用于结核病临床治疗。

二、诊断技术及装置

自 1880 年德国医生发明细菌镜检技术以来，临床上简易诊断结核病严重程度的标准方法是将痰液培养物涂片染色后，计算显微镜视野内的结核杆菌数目，再据此进行病情分级。在缺医少药更缺乏 X 光机的贫穷地区，这种简单而实用的镜检法仍然是唯一可以"确诊"结核病的"黄金标准"。

不过，用此法得出结论需要 1 周时间，而且必须由经验丰富的检验人员操作，加之漏诊率很高（准确率仅为 40% ~ 50%），引入新的诊断技术或装置必要而迫切。

最近，在世界卫生组织极力推崇下，新开发的一款基于基因扩增技术的结核杆菌检验仪 Xpert MTB/RIF 正在东非及东南亚的广大疫区推广。新检验仪的诊断效率极高，而且完成一次检验仅耗时两小时，但成本太高（每台 17000 美元外加检测试剂一套 10 美元）和需要不间断性电源显然是其"软肋"。为此，英国 Alere 公司研制出快速检测尿中脂代糖聚甘露糖（结核杆菌细胞壁成分）的试纸，每次检测仅需 3.5 美元，耗时 25 分钟。

三、药物研发、市场准入和临床应用

结核病治疗药物的种类并不算太多，但它们能分别针对结核杆菌的不同靶点而"各个击破"，只要合理应用，足以杀灭一切结核杆菌而不会诱发任何抗药性。因此，结核病的药物治疗提倡联合用药，而且强调"足药"（药物剂量足够）和"足时"（服药时间足够）。

在 20 世纪 50 年代到 60 年代推出的"老牌"抗结核药异烟肼、乙胺丁醇抑制结核杆菌细胞壁合成；吡嗪酰胺破坏结核杆菌细胞膜；环丝氨酸抑制结核杆菌蛋白质合成；利福平阻断结核杆菌信使核糖核酸合成。然而，由于此后结核病得到有效控制，甚至有人乐观地预测结核杆菌的灭绝时间，在近半个世纪内，竟然没有一个抗结核病新药问世。

随着慢性感染者体内结核杆菌"复燃"，尤其是抗药性结核杆菌的频繁出现，各国政府联手跨国制药公司及民间慈善机构（如盖茨基金会）倾力资助抗结核候选药物研发。最新研发的结核杆菌 ATP 酶（能量生成）抑制剂 Bedaquiline 已被美国食品和药品管理局（FDA）批准上市，而杀伤性一氧化氮释放剂 PA－824（Delaminid）正处于二期临床评价阶段。

四、疫苗设计与人体试验评价

卡介苗作为一种减毒活疫苗，通常用来预防青少年结核性脑膜炎和粟粒性结核病，其有效性可达 80% 。但是，卡介苗却不能预防成年人及青少年罹患肺结核。此外，由于卡介苗是一群可以复制的活细菌，把它接种在艾滋病患者身上更容易让他们患上结核病。

若想根除结核病，同样需要高效疫苗。可是，在卡介苗问世后的几十年里，由于缺乏研发热情和缺少商业投资，整个世界范围内都没有研发出一个抗结核菌感染的候选疫苗。时过境迁，仅 2011 年结核疫苗研制的资助经费就高达 9500 万美元，并由此催生出多达十余个候选疫苗。

MVA85A 成为第一个开展人体临床试验的新型结核疫苗，它利用病毒载体携带重组结核杆菌抗原 – 85A 基因，接种于人体后可望通过表达 85A 基因诱导其产生抗 85A 中和抗体及刺激与之配套的免疫反应。最近，MVA85A 的人体评价在 1399 名南非婴儿中进行，采用 "先初免后加强" 的接种程序，此前这些婴儿都接种过卡介苗。

遗憾的是，初步评价结果显示，接种过该疫苗的婴儿与未接种者感染结核杆菌及患结核病的比率相等，也就是说 MVA85A 并未表现出有效的保护作用。早前在小鼠及非人灵长类动物中的实验均表明，初种卡介苗后再复种 MVA85A 可以有效预防结核菌感染。目前研究人员正在查明疫苗试验失败的原因，并考虑改用口腔喷雾方式进行黏膜接种。

五、不弃不舍，继续研发新药

根据《结核病临床诊治进展年度报告（2011）》所述。进入 21 世纪以来，抗结核药物的研究取得了较大的进展，已经遴选出了 20 余种化合物，其中 10 种已进入临床前及临床研究阶段。

当然，药物研究者也承认，一线药物中异烟肼、利福平、乙胺丁醇和链霉素的作用靶点已经发生了突变，引起原有药物的作用蛋白构象发生了改变，从而导致结核杆菌耐药，因此，寻找药物作用的新靶点是研制开发抗结核新药的基础。理想的抗结核药物靶点应该是结核杆菌生长、代谢、繁殖所必需的分子，且这些分子的失活将会导致细菌的死亡或缺乏持留能力。除此之外，还需具备一系列特点，诸如这种新药只存在于结核杆菌内，人体则不滞留；不易产生耐药，对人体的伤害较小等等。

在笔者看来，在抗生素、抗结核的思维下不断研发新药，无异于望梅止渴，原地踏步，再加上经费有限，研究周期漫长，还有一段艰难的路要走。

六、重温科赫梦，探索免疫新法

结核病的免疫主要是由 T 淋巴细胞所介导的细胞免疫反应。

其实，有关结核病免疫治疗以及治疗性免疫疫苗的研究已有百余年历史，早在 100 年前，科赫博士就尝试采用免疫疗法治疗结核病，通过将浓缩的结核杆菌培养滤液重复注射于结核病患者，结果却以失败告终，几乎毁了科赫的一世英名。

20 世纪初，有人采用快速生长的龟形分枝杆菌制成疫苗用于结核病的治疗和预防，部分患者收到一定效果。但是，自 20 世纪 50 年代结核病进入化疗时代后，免疫疗法一度被爱情遗忘。近 20 年来，耐药性结核病肆虐横行，免疫疗法才又被重新关注，出现了许多细胞因子制剂、生物制剂和其他免疫制剂，其中包括干扰素、白介素、肿瘤坏死因子、分枝杆菌菌苗等一系列免疫制剂。

一般认为，有效的免疫治疗以及治疗性疫苗有可能提高抗结核化疗的疗效，包括缩短痰菌转阴时间，增加空洞关闭率，缩短化疗疗程。所谓的免疫治疗竟然是建立在弥补传统化疗的不足，替人做嫁衣，那就注定了这项技术的漏洞和先天不足。再加上结核杆菌的特殊性，也让这方面的研究陷入尴尬，难以突破。

据中国科学报 2013 年 10 月报道，加拿大正在研发一种新结核病疫苗。该报载加拿大麦克马斯特大学研究人员最近研发出一种结核病疫苗，这一成果有望取代结核病疫苗——卡介苗（BCG），研究结果在日前出版的《科学转化医学》杂志上发表，论文显示新疫苗十分安全且对结核病有强大免疫效果。

加拿大西多伦多医院结核病诊所创办人兼主管 Michael Gardam 博士说："结核病菌与人体免疫系统有着十分复杂的关系，这也给发现对抗它的疫苗带来很多困难。"研究人员用了 10 年时间来研究新疫苗，24 位志愿者曾接种了新疫苗。在最早的研究中，新疫苗是以手臂注射的形式接种，研究人员计划开发一个可以将疫苗直接吸入肺部的装置，这将使预防更加有效。

结核杆菌是胞内感染菌，其免疫主要是以 T 细胞为主的细胞免疫。T 细胞不能直接和胞内菌作用，必须先与感染细胞反应，导致细胞崩溃，释放出结核杆菌，机体才对结核杆菌产生抗体，但抗体只能与释出的细菌接触起辅助作用，所以，机体对结核杆菌的免疫属于感染免疫，又称有菌免疫，即只有当结核杆菌或其组织成分存在体内时才有免疫力，一旦体内的结核杆菌或其组分全部消失，免疫也随之消失。这也许就是科赫博士幻想利用结核毒素治疗结核病却失败的原因所在。

七、无奈的选择，快刀斩"乱肺"

肺结核的外科治疗始于 1885 年，但直到现在，外科手术治疗的地位和作用一直存在争议。有些人积极主张，有些人强烈反对。一部分人认为，外科手术治疗是适应证患者的不可或缺的手段，一部分人士则对外科手术的效果和并发症心存疑虑。

肺段切除术是一种解剖学肺切除，是在靶肺段起始处切断支气管及动脉，完整切除所属肺实质及淋巴引流系统。肺段切除术治疗肺结核曾风靡于 20 世纪中叶，随后被有效的抗结核化学药物疗法迅速取代。

尽管外科手术常常针对已经失去功能的毁损肺，常采用的术式也只是肺段切除、楔形切除和肺叶切除，很少全肺切除，但笔者认为，由于外科手术治疗的基本出发点就是建立在长期病灶，治疗无效，干脆一刀切掉的基础上的思维模式，很显然这是无奈的选择，不仅患者损伤很大，而且费用不菲，生活质量也受到很大影响，患者很难接受，除非到了万不得已的地步，医生和家属都很难做出最后的抉择。所以，肺结核的外科治疗仅限于在有一定技术实力的综合医院和胸科医院开展，不能作为结核病治疗的常规办法推广应用，有着很大的局限性。

八、定点突破的介入疗法

介入疗法得益于影像学的进步，一开始，在影像学领域展开，成为影像学领域的一个新的分支学科，其实，它的许多操作技术都来源于外科手术，不过是被影像学家所采用和改良。利用 X 线透视、CT 定位、B 型超声、纤维内镜等医疗影像设备做导向，将特制的导管或器械经人体动脉、静脉、消化系统、呼吸系统等自然管道、脏器、胆道或手术后引流管道抵达体内病变区域，取得组织细胞、获得影像学资料，从而达到诊断疾病和微创手术治疗的目的。目前的介入医学实际上已经融合内、外科技术和各类影像设备，形成独立的学科，"介入"到人体几乎所有血管分支、消化道、支气管和其他特定部位，开展各类疾病的诊断和治疗。

经皮肺穿刺技术以及支气管置管局部给药技术是肺部和呼吸系

统疾病领域的成功运用，在临床应用多年，为耐药性肺结核、支气管结核以及结核性大咯血等疾病的治疗积累了一定的经验。

在这方面的临床研究报告不少，笔者仅举几例。比如，西安市结核病胸部肿瘤医院吴璇等在《临床肺科杂志》2009 年第 14 卷第 8 期有过关于无痛纤维支气管镜介入治疗涂阳肺结核 48 例临床疗效探讨。

解放军 309 医院全军结核病研究所林明贵等曾做过经支气管镜介入冷冻治疗支气管结核的临床研究（《中国内镜杂志》2010 年第 16 卷第 9 期）。

广州胸科医院郑闽莉等"关于肺结核后空洞内继发曲菌球两种治疗方法的比较研究"发表在《中国防痨杂志》2011 年第 33 卷第 7 期。本文通过比较研究，客观评价了肺结核后空洞内继发曲菌球患者进行经支气管介入清除以及手术切除治疗的临床价值和实际效果。回顾分析了 183 例肺结核后空洞内继发曲菌球感染患者两种治疗方法在住院时间、治疗费用、治疗效果以及并发症等方面的区别和异同。其研究结论是：对于肺结核后空洞继发曲菌球感染患者，经支气管介入清除治疗可以得到较彻底有效的治疗效果，并发症少且轻微，费用比手术低廉等。

解放军第 309 医院黄沁等通过 143 例病例研究比较海藻酸钠微球颗粒与明胶海绵栓塞治疗肺结核大咯血的临床效果研究，认为介入栓塞疗法治疗肺结核大咯血的疗效明确显著（《中国组织工程研究与临床康复》2010 年第 14 卷第 42 期）。但该研究治标不治本，只解决咯血问题，没解决肺结核的根本治疗问题，只在急性大咯血危及生命时，内科保守治疗无效，又不适于外科手术或患者拒绝外科手术时应急进行支气管动脉介入栓塞止血。但是，支气管动脉栓塞的严重并发症是脊髓一过性或永久性损伤，严重的脊髓损伤甚至可以导致截瘫，因此也限制了该项技术的发展和推广。

介入疗法的安全性、可靠性以及它的临床适应证一直是传统化学药物疗法学派所指责和质疑的要害，学术界争议不断，但它毕竟是对传统化学疗法的突破和补充，具有十分重要的积极意义。

九、经皮肺穿刺直接给药技术

随着计算机扫描技术的不断进步和臻于完善，介入疗法在肺部疾病治疗中的最重要的突破就是在 CT 引导下的经支气管和经皮肺穿刺给药技术。它是在以往经皮肺穿刺活检技术基础上逐步发展起来的肺部疾病介入治疗技术。

CT 引导下经皮肺穿刺活检作为 CT 介入放射学的重要诊断方法，减少了开胸探查手术，在疾病诊断治疗中起重要作用，是近年来用以诊断肺部病变的一项微创性检查方法，它具有定位精确、检出率高、并发症少等优点，已被临床广泛应用，并显示出了极高的临床诊断价值。

由于 CT 分辨率高，对比度好，可清楚地显示病变的大小、形态、位置及病灶与周围组织器官的毗邻关系，也可精确地确定进针点、角度和深度，避免损伤血管、神经和病灶周围相邻的重要结构，这项技术具有较高的安全性和准确性。目前的治疗手段对诊断水平要求不断提高，即在治疗用药或手术前首先要明确病变的性质，使这项技术受到临床医生的重视。因为活检技术的开展，不仅提高了诊断、鉴别诊断水平，对治疗方案的制订、预后的判断也有重要的指导价值。

有文献报道，国内某知名三甲医院，自 1995 年以来开展 CT 引导下经皮肺穿活检术 2000 余例，诊断准确率达 93%，居国内领先水平。这些患者因咳嗽、咯痰、咯血、胸痛等症状或者胸透、体检发现肺部肿块而就诊，年龄 8～94 岁，病灶最小 0.8cm。

至于经皮肺穿刺注药治疗耐多药肺结核空洞技术，国内知名的结核病专业领域的领军人物、同济大学附属上海市肺科医院唐神结、肖和平教授曾经做过系统的临床研究和观察，并在《中国防痨杂志》2009 年 2 月 31 卷第 2 期发表文章，最具权威性和代表性。

该研究将 66 例耐多药空洞性肺结核患者随机分为介入治疗组（33 例）和单纯化疗组（33 例），介入治疗组采用经皮肺穿刺注药联合抗结核药物治疗，单纯化疗组单用抗结核药物治疗，观察近、远期疗效。结果显示疗程结束时，介入治疗组痰菌阴转率（70%）、病灶吸收率（73.3%）、空洞闭合率（50%），明显高于单纯化疗组的 41.9%、41.9% 和 19.4%（$P < 0.05$）。两组完成疗程时痰菌阴转者经 1～2 年随访，各有 1 例复发，复发率分别为 4.8% 和 6.3%。介入治疗组无严重不良反应。该研究的结论认为，CT 引导经皮肺穿刺注药治疗耐多药空洞性肺结核的近期疗效有提高，操作安全，不良反应少。

有关经皮肺穿刺治疗肺结核病，由于争议较大，笔者专门学习了由中华医学会结核病专业委员会副主任委员唐神结教授和高文教授主编的，由人民卫生出版社 2011 年出版的《临床结核病学》。该书在"经皮肺穿刺治疗结核病"一节中是这样描述的：当人类进入 21 世纪后，结核病仍然是影响人类健康的重要公共卫生问题，结核病防治工作面临着更为严峻的形势，而耐药性结核病尤其是耐多药结核病和广泛耐药性结核病的控制是其中重要的挑战之一。迄今为止，耐药性结核病特别是耐多药肺结核病的化学治疗仍处于一个投入和产出明显不成比例的状态，新药大多处于试管内活性研究及动物实验和临床研究试验阶段，尚需进一步积极探索和积累经验。对于空洞性耐药性肺结核病，除全身化学药物治疗、免疫中药支持治疗、手术治疗等综合性治疗手段外，近年来迅速发展的介入治疗为空洞型耐药性肺结核病的治疗开辟了新途径，国内外许多单位相继开展了支气管镜下局部给药治疗耐药性结核病的探索，取得了一定的疗效，但通过支气管镜局部灌注给药操作复杂，不易将药物准确注入空洞，故此方法经常引起剧咳、咯血及病灶播散等，患者往往不能耐受。CT 引导下的经皮穿刺抗结核药物介入治疗是近几年的一种新尝试，它能将药物准确注入病灶空洞内，不良反应小，不失为一种可选用的方法。

该书还详细论述了这种疗法的作用机制，认为在空洞型肺结核中，由于结核空洞壁的屏障作用，加之洞壁周围血管稀少、硬化、甚至闭合，抗结核药物很难渗透至空洞内，而空洞内的液化、干酪性坏死物中的结核杆菌大量聚集，且生长繁殖活跃。经皮肺穿刺注药，可使空洞内药物达到高浓度，从而直接杀死空洞内的结核杆菌。此外，由于药液对洞壁的侵蚀作用，可以促使干酪病灶软化，坏死物脱落排出，反复穿刺还可以逐渐削弱空洞壁的屏障作用，有利于肉芽组织的增生和空洞的净化。

从唐神结、高文教授的论述中，笔者受到启迪。过去我们一直认为结核病是结核杆菌这种单一致病菌导致的慢性传染病，然而，在长期的临床研究之中发现，结核病患者的病灶中不仅有结核杆菌存在，同时伴有多种致病微生物的寄生，因此，结核病灶是多种致病微生物混合感染的结果，单纯应用抗结核药物，常常不能有效地控制结核病。相反，会人为地破坏结核病灶内固有的菌群平衡，助长了结核杆菌的抗药性和耐药性。

由于结核杆菌菌体的特殊成分特征使人体内的巨噬细胞在发挥吞噬作用时，不仅无法消灭结核杆菌，相反却将细菌包裹、分隔，导致吞噬细胞体积增大，固定在血管上，阻塞毛细血管，这是导致病灶内微循环障碍的重要机制，也是抗结核药物不能进入病灶内的主要原因。

结核病灶的病理切片显示，由于病灶长期迁延不愈，致使病灶局部周边水肿、肉芽组织增生、纤维化等。这些因素导致结核病灶周边的血管存在不同程度的狭窄和闭塞，造成血液循环障碍，使抗结核药物不能顺利地进入病灶内，空洞型肺结核的此类现象尤其明显。

结核病灶内存在明显的微循环障碍，其中，包括血液微循环障碍、淋巴循环障碍和微气道堵塞。这种微循环的障碍和堵塞恰恰造成人体免疫细胞、免疫因子的进入障碍，为结核杆菌和其他致病微生物的生存和繁殖创造了有利条件。这种结核病灶内的微生态环境恰恰是我们临床治疗所要重点考虑的问题。

此外，常规化疗全身给药的方法，不能保证结核病灶内的有效浓度。药代动力学研究结果表明，病灶内每毫克组织内含有效药物浓度仅为几微克，而微创靶向治疗局部病灶内穿刺给药浓度却高达几毫克，是常规用药浓度的数千倍，任何顽固的结核杆菌在这种高浓度药物作用下，其抵抗能力都显得微乎其微、势单力薄。

尤为重要的是，结核病常规药物治疗过程中，只考虑了破坏、杀灭，没有考虑修复、重建，更没有考虑动态平衡。单纯靠全身用药不能彻底杀灭结核杆菌，全身大剂量、长期化疗，杀灭的不仅仅是结核杆菌，同时破坏的是菌群平衡及机体自然免疫功能和保护屏障，不仅效果不佳，而且得不偿失。

正是基于这种发现和思考，在针对耐药性结核病治疗过程中，有学者认为要转变固有思维模式，另辟蹊径，针对传统药物疗法对于难治性肺结核治疗的短板和误区，提出了一套独特的治疗方法和思路。

1. 直接杀灭结核杆菌及其他致病微生物

针对结核病灶周边血液循环和微循环障碍，抗结核药物不能进入病灶内这一特点，将药物经皮肺直接穿刺直接注射到病灶内。该方法不仅破坏了病灶的原有结构和屏障，而且让致病微生物在瞬间内与高浓度药物接触，杀灭多种致病微生物，使局部病灶的有效药量高于通过血液循环达到药量的几千倍，所有致病微生物瞬间全部浸泡在高浓度的有效抗生素中，完全没有存活的机会。

2. 破坏结核病灶内结核杆菌等致病菌赖以生存的微生态环境

利用药物的缓释和长效机制，采取碱性、高渗透压、缺氧、破坏病灶蛋白质等多种手段，彻底摧毁结核杆菌等致病菌的微生态环境，即使个别异常顽强的致病微生物躲过了高浓度抗生素的"劫杀"，由于没有生存空间，也将无法存活。

3. 人为造成刺激性呛咳，促进大部分细菌和坏死组织咯出

通过机械性穿刺造成的理化刺激，加大肺部廓清力度，使患者产生呛咳，促使大部分坏死组织和细菌团瞬间从肺内咳出，打通病灶周围气道、血液循环和淋巴循环通道，可极大地缓解病情。

4. 促进原病灶区域组织细胞的生长和修复

利用独特的药物配方和一些辅助治疗，促使原病灶区域被破坏的组织得以修复重建，特别是微循环的再建立。

5. 全身免疫支持系统的恢复和重建

实施高营养热药膳快服、运动快速康复及身心兼治、情感抚慰等方法，从而迅速提高机体的免疫能力和体力，使结核病患者在较短时间内恢复健康，达到临床治愈的功效。

这些都是我们在针对耐药性肺结核、空洞型肺结核治疗难题时所要重点考虑的问题。

第九章

路在我们自己脚下

以往，我们在结核病的防控工作中，总是过分强调医生的作用、强调药物的作用，即使是国际公认的所谓 DOTS 策略，也只是强调在医生直接监督下的药物治疗手段，把结核病患者简单看成是接受治疗的依从对象，很大程度上，忽略了患者的感受，忽略了患者在结核病防控链条的主动作用和综合防治措施。特别是我国公共卫生政策的漏洞、社会关爱机制的缺失以及医患关系的信任危机，都使结核病防控工作陷入十分被动的局面，导致治疗效果不佳，耐药性问题越加严重。因此，调动患者的积极性，提升社会的关注度，正确认识结核病、积极预防结核病、及时发现结核病、坦然面对结核病、综合防治结核病才是控制结核病传播危害的良策和大道。预防和控制结核病的路虽然漫长，但路就在我们的脚下，总要靠我们自己走。

一、正确认识结核病

按照教科书所述，结核病是由结核杆菌引起的传染性疾病。

感染结核杆菌后，并不是所有的人都会发生结核病。其中，只有约十分之一的人群在一生中有发生结核病的危险。

结核病经呼吸道传播，肺部是结核杆菌感染的主要和起始器官，肺部又具有病菌生长繁殖的最适宜条件，因此，肺结核是最主要的结核病，占结核病总数 90% 左右，所以，人们常把结核病直接称为肺结核。

当然，结核杆菌可侵入人体从头到脚、从皮肤到内脏的各个器官，如侵犯淋巴结、胸膜、腹膜、脑膜、肠道、肾脏、骨关节等部位，并以侵犯的部位分别命名为淋巴结核、肠结核、肾结核、骨结核等。

人类并不是唯一的易感染者，牛、猪、家禽、鱼和两栖动物也容易被结核杆菌感染。所以说，结核病是一种人畜共患的传染性疾病。

结核杆菌是引起人和动物结核病的主要病原菌。在实验室中，我们将患者的痰菌标本进行分离培养，经过特殊方法染色后在显微镜下观察，结核杆菌的形态多为细长的杆状，稍弯曲，可以单个存在或聚集成簇或呈分枝状排列，用抗酸染色法可以将其染成红色，更利于观察分辨。

结核杆菌和大多数细菌不同之处在于它生长、繁殖速度非常缓慢，也正因为如此，结核病的诊断和治疗往往需要很长时间。另外，结核杆菌对外界环境及理化因素的抵抗力比一般细菌要强，因而在外界环境中相当稳定。例如：结核杆菌对干燥的抵抗力很强，在干燥的痰中可生存达 6~8 个月之久，飘浮在空中微滴核内的结核杆菌可保持传染力达 8~10 天，但是结核杆菌对热和紫外线却十分敏感，日光照射 2 小时就可以杀死结核杆菌。

肺结核病患者主要通过咳嗽或打喷嚏等把含有结核菌的微沫散播于空气中，健康人完全可能在毫无知觉的情况下吸入飞沫，受到结核菌感染。

健康人感染结核菌后，不一定发生结核病。是否发生结核病，主要受两种因素的影响，即感染结核菌毒力的大小和身体抵抗力的高低。结核菌毒力强而身体抵抗力又低就容易发病。人体初次受到结核菌感染后，通常没有任何症状，也不发病，但当抵抗力降低时，就可能发病，其概率大约在10%左右。

初次感染结核病并无明显症状，似乎也无大碍，有些人甚至有可能自愈，只在肺内留下钙化点，但如果未能及时发现，及时治疗，就会酿成慢性疾病，则后患无穷，危害不浅，所以不可小视。

结核病是一种慢性消耗性疾病，久治不愈和长期拖累将严重影响正常的学习、工作，甚至丧失劳动能力，影响正常的婚姻、生育和家庭生活。

结核杆菌可累及身体的呼吸、消化、泌尿、骨骼等多个系统和器官，引起各种功能障碍和不适症状，例如肺结核造成的空洞、气胸、咯血和血行播散等，会严重损害身体健康，甚至危及生病。

结核病常常与其他慢性疾病相伴而行，互相影响，如糖尿病、矽肺等。

如果患有传染性肺结核，将给家庭、亲人和密切接触者带来传染风险，特别是老人、妇女和儿童。

结核病给个人和家庭带来的经济负担，常常是因病致贫或因病返贫的重要原因。

二、积极预防结核病

既然肺结核是一种慢性传染性疾病，它的传播和流行就必然遵循传染病三要素的普遍原则，即存在明确的传染源、传播途径和易感人群，所以，控制传染源，阻断传播途径，保护易感人群已经成为预防结核病的重要手段和共识。

● 搞清谁是结核病传染源

有关结核病传染源的概念是这样表述的：有咳嗽、咯痰症状，且痰涂片检查阳性的肺结核病患者是肺结核流行病学的传染源。

根据这个概念，要确定传染源，必须具备三个条件，即：有结核病临床症状、有肯定的传染条件（痰菌）、有结核病史。除此之外，都不能确定为传染源。不能把结核病患者一概称为传染源。不是所有类型的结核病都具有传染性。也不是任何一个结核病患者在其患病期间的任何时候都具有传染性。当患者经过治疗而痰菌转阴，就不具传染性，不再成为传染源。

具有传染性的结核病患者肺内存在的结核杆菌，通过咳嗽、打喷嚏、大声说话等方式经鼻腔和口腔喷出体外，成为含有结核菌的"微滴核"，并长时间悬浮在空气中。如果空气不流通，含菌的微滴核被健康人吸入肺泡，就可能引起感染。

由于肺脏与外界相通，在肺结核病发展、恶化或形成空洞时，病变中的结核菌大量繁殖，通过支气管排出体外，造成结核菌传播，这样的肺结核病患者才具有传染性。

一个没有经过治疗的传染性肺结核病患者一年能够传染 10～20 个健康人，并导致其中 1～2 人发病。

衡量和判断患者是否具有传染性最简便和可靠的方法就是对患者的痰液做涂片染色，进行显微镜检查。如涂片检查发现抗酸杆菌阳性，则认为具有传染性，或被称为传染源。肺结核传染性最强的时间是在发现及治疗之前。

及时发现痰涂阳性的肺结核病患者，第一时间采取积极治疗手段，实施适当的隔离防护措施是控制传染源的有效办法。这一点，恰恰是我国结核病防治体系的漏洞和薄弱环节所在。世界卫生组织在 2013 年《全球结核病年度报告》中所提到的"错失 300 万结核病患者"，其中绝大部分是这类人群。这部分人群太重要了，他们不仅关乎他们自身的健康，同时也关乎 10 倍以上接触人群的安全，因为，他们是肺结核疫情的重要传染源。

值得注意的是，我们对急性传染病传染源的重视和控制程度远远胜于慢性传染病。尽管一次禽流感疫情死亡的病例不过几十例、上百例，SARS 疫情死亡人数不超过 1 万人，而全世界每年因肺结核导致的死亡人数超过 300 万！

• 阻断结核病传播途径

研究表明，结核杆菌主要是通过呼吸道、消化道和皮肤的损伤处侵入机体，引起多种组织、器官发病，其中，以通过呼吸道传播引起的肺结核最多。肺结核主要的传播形式为"飞沫传播"和"尘埃传播"。

结核病的传播途径主要是患者与健康人群之间通过空气飞沫和尘埃进行传播的。在肺结核病变中或空洞中，存在着大量繁殖的结核杆菌，这些结核菌随着被破坏的肺组织和痰液，经支气管和气管，通过咳嗽、打喷嚏、大声说话等方式从鼻腔和口腔喷出体外，在空气中形成飞沫，较大飞沫很快落在地面，而较小的飞沫则很快蒸发成为含有结核菌的"微滴核"，并长时间悬浮在空气中。如果空气不流通，含菌的微滴核被健康人吸入肺泡，就会引发感染，这是结核病最主要的传播途径。

此外，传染性肺结核患者如果随地吐痰，带有结核杆菌的痰液干燥后，也会随空气飞扬，形成微小的漂浮尘埃，人们吸入后也可能造成感染。

可见，阻断结核病传播途径的重要环节就是减少和远离带菌的飞沫和尘埃。

如何减少和远离带菌的飞沫和尘埃，阻断这种自然的传播链条，当然涉及患者和健康人群。对于患者，更要养成良好的卫生习惯，自觉维护环境卫生，有责任和义务做到以下几点。

在咳嗽、打喷嚏时尽量避免正面针对近距离接触者，要用手绢或纸巾遮挡，阻隔人与人之间的传播；

尽量减少到公共场所和人多拥挤的地方，出门时注意佩戴口罩，避免高声谈话，以减少病菌散布的机会；

最重要的是养成勤洗手、不随地吐痰的好习惯，降低飞沫传播的机会；

不要与家人公用餐具，分餐饮食是不错的选择；

尽量与家人分居而睡，最好是有自己独立的房间；

室内经常通风日照、经常洗晒被褥等等。

需要指出的是，阻断传播途径并不是切断社会、亲人与患者的一切接触和沟通，不是切断健康人与患者之间的亲情和关爱。

对于结核病患者亲属和密切接触者，虽然是结核病感染的危险人群，但也不必过于恐惧，过分紧张，造成过多的负面情绪。

只要我们养成良好的卫生习惯，注意居住环境卫生，加强身体锻炼，提高机体免疫能力，就可以远离疾病威胁，甚至可以帮助亲人渡过难关，战胜疾病。事实也充分证明，许多结核病患者的至亲，虽然终日相守，却并未罹患。有时候，真情守望，真诚关爱，恰恰是使患者得以康复的重要免疫力和催化剂。

• 保护易感人群

其实，要明确划分哪些人容易罹患肺结核，哪些人不易感染肺结核并不是件容易事，因为，事实上也并没有一条明显界限。原则上说，每个人都有感染结核杆菌的风险，但有些人免疫能力强不会发病。有些人接触机会多、居住环境差、生活水准低，造成免疫力低下，则容易罹患。

所谓易感人群，恰恰是免疫力低下人群，患病风险更大的群体，因此这部分人群尤其应当引起充分注意和重视，定期进行体检是重要手段。

最易罹患肺结核的人群如下。

首先是传染性肺结核的密切接触者，包括家属、亲人和同事，特别是老年人、孕妇和儿童；

其次是居住环境恶劣、卫生条件较差，阴暗潮湿、通风不良的棚户居民；

还有就是生活起居不规律，营养饮食不健康，劳动强度过大，睡眠休息无保障，居住拥挤、空间狭小的低收入人群；

此外，一些免疫功能低下和肺部防御能力减弱的人群，例如糖尿病、艾滋病、矽肺患者也是肺结核病的高发群体和易感人群。

那么，如何保护好这部分易感人群呢？

肺结核患者的密切接触者要注意自身的防护，与患者保持适当的距离和空间；特别是老年人、孕妇和儿童应尽量减少近距离接触机会，尽量做到分居房间、分餐饮食、分用碗筷和洗漱用具；尽可能改善居住环境和条件，经常保持房间的日晒、通风和干燥；养成良好的卫生习惯，勤洗手、多洗晒、戒烟酒、加营养、喜运动；注意治疗其他相关疾病。

● 卡介苗能预防肺结核吗

卡介苗简称 BCG，是一种减毒牛型结核杆菌的活菌疫苗，接种人体后通过引起轻微感染而产生对人型结核杆菌的特异性免疫力。用于预防和减少新生儿结核病的发病机会，特别是降低小儿结核病的死亡率以及结核性脑膜炎和急性血行播散性肺结核的发病风险。

据世界卫生组织研究证实，接种卡介苗预防结核性脑膜炎和血液播散性结核病的平均有效率为 86%，预防结核相关死亡的有效率为 65%，预防结核性脑膜炎死亡的有效率为 64%，预防播散性结核死亡的有效率为 78%。多年来，通过卡介苗接种已挽救了成千上万的生命。卡介苗的主要接种对象是新生儿，因此常被称为"出生第一针"。

但是，请注意，接种卡介苗只能预防和减少一些小儿严重类型结核病的发生，并不能完全预防结核病，它的保护绝非尽善尽美。卡介苗进入身体后会刺激机体的免疫系统，使机体产生对结核菌的免疫力。一旦再次受到自然界结核菌的侵犯，机体可以调动其免疫系统发挥作用，使入侵的结核菌不能肆虐横行。接种卡介苗并不表示今后不会再患结核病。它不像牛痘，一经接种一生不会再出天花。而且卡介苗的复种也并不能加强人体对结核病的预防能力。

三、及时发现结核病

1. 如何及时发现自己或者亲人患了肺结核

首先，你可以根据结核病常见的临床症状做个自我诊断。

结核病的临床症状主要有三个，我们可根据相关表现自我诊断。

（1）咳嗽　反复咳嗽3周以上，迁延不愈，特别是"半声咳"，吐白色或灰白黏液样痰。

（2）痰中带血　约有半数肺结核患者会出现痰中带血。

（3）发热　早期肺结核患者都会出现午后潮热、手足心发热、面颊潮红等症状。

除以上3个方面外，当感到疲倦无力、食欲不振、身体逐渐消瘦、失眠、盗汗、胸痛、胸闷，男性有频繁遗精，女性出现月经不调或闭经等症状时，就应该引起注意是否患了结核病。

2. 结核病有哪些症状

结核病早期可以没有明显症状，有许多患者是通过体检时拍摄X线胸片后，发现肺部有异常阴影而被检出结核病的。随着病情的发展，患者可以出现全身症状如疲乏、食欲不振、消瘦、低热、盗汗等，还可以伴有病变器官的局部症状如咳嗽、咯痰、咯血、胸痛、气促等，在女性可以出现月经不调。

肺结核有五大主要症状：咳嗽、咯痰、咯血、胸痛、发热。

请记住，当咳嗽、咯痰超过3周不见好转或是出现咯血、血痰等肺结核病可疑症状时，应及时到结核病防治机构做进一步的检查。

怀疑自己得了肺结核，应该尽快去医院检查。肺结核的临床检查并不复杂，主要根据临床症状和胸部X线检查以及痰菌实验室检查，这在一般的乡镇卫生院都能完成。

胸部X线透视或拍片可发现肺部是否有结核病灶；结核菌素试验强阳性提示体内有活动性结核病灶；而痰中找到结核杆菌则说明肺结核有传染性。

所以，痰菌检查和X线透视拍片是诊断和治疗传染性肺结核的主要依据，必须高度重视。

所谓痰菌检查以阳性和阴性表示。其具体检查方法分为痰菌涂片检查和痰菌培养试验两种。临床常简称为痰涂阳性和痰涂阴性，或称为痰培阳性和痰培阴性等。

问题在于不是所有的肺结核患者痰菌检查都是阳性，而且，即使是传染性肺结核患者也不是每次痰菌检查都为阳性，因此，为了提高痰菌检查的阳性率，一般要连续痰菌检查3次以上。

当然，痰菌分离培养法是结核病诊断的金标准，其阳性率明显高于痰菌涂片镜检法。痰结核菌培养结果可信度高，并能做结核菌药敏试验，但需时6~8周时间，临床应用受到相应的限制，而且费用稍高，对设备和人员的技术要求较高，目前，在我国基层医疗结构还很难普及。

更先进的手段是胸部CT检查，它可以发现比较小的或是隐蔽部位的病变，可以弥补一般 X 线检查的不足，不过它的费用较高，一般乡镇卫生院不具备这样的设备条件。

其他检查方法包括纤维支气管镜检查等。纤维支气管镜检查可直接观察或间接判断支气管、肺内病变，并有活组织检查、灌洗、录像、拍摄气管内照片等功能，对于诊断和鉴别诊断特别有用。

有时候，了解医生判定和诊断肺结核的要点，对结核病患者和家属同样重要。告诉他们医生的诊断方法，就是告诉他们确定一个人罹患肺结核是一个十分科学和严肃的过程。了解和信任比什么都重要。

3. 肺结核病诊断要点

痰菌显微镜涂片检查阳性肺结核：符合以下三项之一。

（1）直接痰涂片镜检抗酸杆菌阳性 2 次。

（2）直接痰涂片抗酸杆菌 1 次阳性，且胸片显示有活动性肺结核病变。

（3）直接痰涂片抗酸杆菌阳性 1 次加抗结核杆菌培养阳性 1 次。

仅痰菌分离培养阳性的肺结核：肺部有结核病变，直接痰涂片抗结核杆菌阴性，痰培养结核杆菌阳性。

痰菌涂片和培养均阴性肺结核：肺部有结核病变，直接痰涂片或结核杆菌培养阴性的肺结核，其诊断必须符合下列条件。

（1）具有典型肺结核临床症状和胸部 X 线表现。

（2）抗结核治疗有效。

（3）临床排除其他非结核性胸部疾患。

（4）支气管肺泡灌洗液检出抗酸杆菌。

（5）支气管或肺部组织病理检查证实结核病变。

（6）结核菌素皮肤试验强阳性，血清抗结核抗体阳性。

（7）痰结核杆菌 PCR 加探针检测阳性。

（8）肺外组织病理检查阳性。

四、坦然面对结核病

符合上述诊断条件，并已确诊罹患肺结核的人，既不要过分紧张、过分忧虑，也不要失去信心，自暴自弃。要充分重视，认真对待，坦然面对。因为，现代医学手段对于初治性肺结核已经有成熟经验和一整套治疗方案。只要我们坚定信念，不抛弃，不放弃，坚持科学治疗，结核病是完全可以治愈的。

那么什么才是科学的治疗方法呢？

1. 结核病治疗方法

（1）坚持在医生指导下，尽快采取全面、系统、综合的治疗办法。

（2）停止繁重工作或减轻劳动强度，但尽量不脱离社会和家庭生活。

（3）在家庭和社区内，采取适当的隔离和防护措施。

（4）尽量减少进入公共场所，保持相对独立的生活空间，通风、朝阳。

（5）养成良好的卫生习惯，不随地吐痰，勤洗手，多洗晒。

（6）同时适当增加阳光、天然氧吧、绿色田园的接触时间。

（7）强化饮食营养，适当锻炼身体。

信心比什么都重要。坦然面对结核病，就要了解自己患的是哪种类型肺结核，有什么区别，如何诊断，以便正确施治。

2. 肺结核的分类

1998 年中华医学会结核病分会重新修改、制定了中国结核病学分类法，其主要内容如下。

（1）结核病分类　原发性肺结核（Ⅰ型）、血行播散性肺结核（Ⅱ型）、继发性肺结核（Ⅲ型）、结核性胸膜炎（Ⅳ型）、其他肺外结核（Ⅴ型）。

（2）痰菌检查　痰菌检查是确定结核病传染和诊断、治疗的主要指标。

（3）化疗史　分初治和复治。

（4）病变范围与部位　肺结核病变范围按左、右侧，每侧以上、中、下肺野分别记述。

（5）记录程序　按病变范围及部位、分类类型、痰菌情况、化疗史程序书写。

● 原发性肺结核

原发性肺结核是指初次感染结核杆菌引起的肺部疾病，多见于儿童。青年和成人也偶有所见。大多症状较轻或自愈，只有极少数机体免疫力低下或结核杆菌毒力强、数量大而发展为原发性肺结核病。对于原发性肺结核，及时诊断、及时治疗常能收到比较确切的效果，且较少具有传染性，因此，原发性肺结核一般不确认为肺结核传染源。

● 血行播散性肺结核

血行播散性肺结核又称Ⅱ型肺结核，是结核杆菌进入血流后，广泛散布于肺和各器官所引起的结核病，属于重症肺结核。各种原因引起的抵抗力减弱和免疫力低下的患者，如感染艾滋病、儿童患麻疹、百日咳后，妊娠期妇女以及其他疾病长期使用免疫抑制剂患者等均可诱发。

● 继发性肺结核

继发性肺结核是在原发型肺结核痊愈后，再次感染结核杆菌所致。多见于成年人，是成人肺结核的最常见类型。以往临床上称为浸润型肺结核、慢性纤维空洞型肺结核也包含在继发性肺结核之内。少数 10 岁以上儿童亦可发生继发性肺结核。继发性肺结核较易形成干酪样坏死和空洞，排菌者较多，是肺结核传播的重要传染源。继发性肺结核是最具流行病学特征的结核病，对于继发性肺结核的诊断、治疗和预防，更具普遍意义和代表性。

此外，还包括结核性胸膜炎和肺外结核。

3. 结核病的分期

进展期：新发现的活动性病变；病变较前恶化、增多；新出现空洞或空洞增大；痰菌阳性。

好转期：病变较前吸收好转；空洞闭合或缩小；痰菌转为阴性。

稳定期：病变无活动性、空洞闭合、每月至少查一次痰菌，连续转阴 6 个月。如空洞依然存在，痰菌连续转阴 1 年以上，即为稳定期。

稳定期即为非活动性肺结核，属于初步临床治愈，如果再观察 2 年，如病变无活动性，痰菌持续阴性，可作为临床治愈。

根据新判断标准，对于初治、复治肺结核病患者只要疗程结束时最后两个月痰菌持续转阴，即可转为稳定期或称为临床治愈。

4. 肺结核的愈合

（1）吸收消散　渗出性病变早期可以完全吸收，不留痕迹。

（2）纤维化　结核病变在吸收消散过程中，可伴有纤维组织的增生愈合。

（3）钙化　机体抵抗力和免疫能力增强，可导致结核杆菌毒力减弱或消失，病变逐渐干涸，钙质沉着形成局部钙化点，这常常是结核病自愈的表现形式。

（4）空洞关闭愈合。

5. 初治肺结核

初治肺结核主要是指从未接受过抗结核药物治疗或经过抗结核

药物治疗不足 1 个月的肺结核病患者。初治肺结核病患者对一般的抗结核药物比较敏感，只要按照专科医生的要求系统接受正规治疗，绝大多数能够彻底治愈，恢复健康。因此，初治肺结核是结核病防控的重点对象，第一道关口。肺结核免费优惠政策很多都是针对初治肺结核病患者的。一旦初治肺结核转为复治，后果将变得极为复杂，极易导致结核杆菌耐药。

6. 复治肺结核

（1）初治失败的肺结核病患者。

（2）规则治疗满疗程后，痰菌又复阳的患者。

（3）不规律化疗超过 1 个月的患者。

（4）慢性排菌患者。

复治肺结核病患者即是结核病治疗的重点，也是治疗的难点。无论是患者还是医生，都需要有足够的耐心和智慧去对待。

7. 传统化疗药物一个不能少

（1）治疗原则　现代结核病控制策略的核心是发现和治愈痰菌涂片阳性的肺结核病患者，特别是初治痰涂阳性患者。对这类患者提供标准化的短程化疗，并坚持早期、联合、适量、规律和全程用药的原则，起码有 80% 以上的初治涂阳肺结核病患者有望得到治愈。

①早期：目的在于一经发现，必须立刻治疗，争取在细菌萌芽期一举消灭。此时，机体免疫能力旺盛、病变组织也容易修复；

②适量：特别是在强化期，必须保证病灶内有足够的药物浓度，在短时间内迅速产生药效，杀灭致病菌；

③规律：是使机体和病灶内始终保持有效药物浓度，不给致病菌再度繁殖、活跃和喘息的机会；

④联合：就是多种"部队"、多管齐下、重点打击、即刻奏效；

⑤全程：坚持打持久战，防止恶化和复发，最短也要 6 个月到 9

个月的时间。

（2）两个阶段 目前，肺结核的常规治疗常常分为两个阶段实施。

第一阶段为强化期，一般选择有力的抗结核药物，联合、规律、每日用药，进行 2～3 个月；第二阶段为巩固期，选择的药物种类、剂量和给药时间可适当减少。当然，两个阶段并无明显时间界限，一切视耐药情况和细菌学状况而定。

（3）间歇顿服 我们说坚持全程、规律用药，不是说一天不停、持续不断，而是可以采取间歇给药的方法，患者不用每天服药，而是把服药间隔时间延长到 24 小时以上，每周停药 1～2 次，给患者休息时间，给结核杆菌一个缓冲的间隙。因为，结核杆菌在接触抗结核药物后，有一定的静止和蛰伏期，此时停止繁殖和生长，药物作用也不大，因此适当间歇，既减少了用药量，又减少用药次数，降低不良反应，常常起到事半功倍的效果。

顿服就是把一天的用药量一次性服下，既减少用药次数，又提高了血药峰浓度，结核杆菌短时间暴露于高峰药物浓度，比长时间接触低药浓度有更高的疗效。

（4）药物品种 目前，结核专业领域公认的有效抗结核药物包括如下品种。

异烟肼：片剂、注射剂。

链霉素：注射剂。

利福平：胶囊剂、胶丸剂、滴眼剂、眼膏剂。

利福喷汀：片剂、胶囊剂。

乙胺丁醇：片剂。

吡嗪酰胺：片剂。

丙硫异烟胺：片剂。

不管怎样，既然是传统化学疗法，有利必有弊。最主要的问题还是药物的毒性问题、过敏问题以及耐药性的问题。这些，始终是传统化学疗法绕不过去的坎，因此，单独依靠药物疗法存在弊端，必须采取标本兼治、内外兼治、身心兼治的综合防治办法。

五、三分治七分养

1. 营养的力量

肺结核是慢性消耗性疾病，代谢平衡机制的紊乱常常是导致肺结核发病和加重的重要因素，所以，长期调养、加强营养有时甚至比药物治疗还重要。营养其实就是治疗。

由于结核病患者的合成代谢障碍较单纯营养不良严重，因此，病程越长的患者其营养状况越差，特别是复治结核病患者，长期药物治疗导致的胃肠功能障碍、食欲减退更加剧了营养不良的状态。反过来，营养不良状态更使患者体内蛋白质水平低下，病灶修复功能下降，免疫力低下，两者形成恶性循环，久治不愈。营养支持治疗对结核病治疗和患者康复具有十分重要的作用。

其实，早在20世纪30年代传统化学药物疗法推行以前，以休养、空气、阳光和富含营养饮食为主的治疗手段，主要是通过提高机体的免疫力来抵御肺结核病侵袭，虽疗效不好，但也有25%的治愈率。

20世纪50年代以后，以链霉素、异烟肼为代表的抗结核药物疗法取得了明显成功，之后人们对营养支持疗法似乎失去了兴趣。其实，机体的营养状况和营养水平直接关系到传统化学疗法的治疗效果。因为人体内脏的蛋白质水平是保证能量代谢、免疫功能状态甚至是保证抗结核药物有效浓度的重要物质和载体。营养和疗效正相关。

在肺结核的治疗过程中，要注意补充充足营养，以增强机体免疫功能，减少负氮平衡，促进细胞修复。营养治疗的重点是注意能量和蛋白质的补充，注意糖和脂的搭配，以免因补糖太多而加重肝和肺的负担。

结核病患者的最重要营养要素包括以下几个。

（1）高热能　结核病是慢性消耗性疾病，结核病患者热能需要超过正常人，一般要求达到每公斤体重供给 30～50cal，全日摄入量为 2000～3000cal。

（2）高蛋白质　因结核病患者的蛋白质消耗较多，而蛋白质是病灶内细胞和组织修复的重要营养素，因此，结核病患者的每天摄入量应高于 80～100g，其中优质蛋白如牛奶、蛋类、豆腐、鱼类的摄入比例应高于 60%。

（3）高维生素　维生素 A 能够增强机体免疫力，维生素 B 类可以改善食欲，降低某些抗结核药物的不良反应，维生素 C 则有利于病灶愈合和血红蛋白的合成，维生素 D 可以促进钙的吸收，总之，新鲜水果和蔬菜是维生素的主要来源，此外，乳、蛋、动物内脏以及干果类食品都富含多种维生素。

总之，结核病患者对水果和蔬菜的摄入种类并没有什么特殊的要求。在营养方面，只要你吃得下，吃喜欢吃的东西就可以。比如瘦肉、牛奶、鸡蛋、鸡肉、鱼等，五颜六色的蔬菜和水果，以增加蛋白质和维生素的摄入。要尽量避免刺激性食物的摄入，例如辣椒、生姜，禁烟酒，狗肉、羊肉等伤阴之品也要忌食。

2. 大地的力量

当然，在有效的抗结核药物发明之前，肺结核患者主要是靠休息、营养、空气、阳光来治疗疾病，这在当时称为"卫生营养疗法"。患者到风景秀丽、山清水秀的疗养院，呼吸新鲜空气、静养休息，增强机体抵抗能力，的确有益于疾病治愈和康复。新中国成立后，全国各地纷纷建立各式结核病疗养院大多缘于这个指导思想，对于结核病的预防和控制起到重要作用。只是到了 20 世纪 50 年代，随着抗结核药物的成功应用，这种卫生营养疗法才开始逐渐淡出人们的视野，受到冷落。现在看来，特别是随着新一轮经过基因变异的结核杆菌卷土重来，耐药、耐多药和广泛耐药性肺结核的流行，重提阳光、空气和绿色就显得尤为重要。

写到这里，笔者联想到 20 世纪中期曾经工作 20 年的一家省级医院，当时的每个疗区都配备有大型的阳光室和配膳间，供患者休息、聊天、日照和餐饮，医患座谈会也常在那里举行。

不要忘记，阳光、流通的新鲜空气以及潮湿肥沃的土壤本来就是结核杆菌的天然克星，任何药物都比不上大自然的恩赐。实践证明，许多结核病的疗养地都是结核病发病率最低的地区。不要吝啬大自然的给予，毫不犹豫地投入大自然的怀抱，多一些户外活动，充分享受阳光，呼吸新鲜空气，无疑是结核病治疗和康复的一剂良药，是增强体质，提高机体抵抗力的根本之道，永远不会错。

3. 运动的力量

以往针对肺结核病患者总是强调休息、卧床、减少活动，当一个人连一点运动都承受不了时，他还有能力抵御疾病的侵袭，有能力排除体内毒素，有能力吸收更多氧气，促进血液循环和心脏功能吗？运动可以增强呼吸循环功能，促进气体交换，提高血氧饱和度，增强胃肠蠕动、消化液分泌，提高食欲，减轻压力，改善睡眠，这对病灶吸收、细胞修复、疾病康复大有裨益。

肺的主要功能是呼吸，作为人体吸氧量最大的器官，肺和心脏的配合无疑对人体的健康起到至关重要的作用。强大的呼吸能力为人体的健康提供了有力的保证。这一点对肺结核患者尤为重要。

肺结核患者，正确的胸式呼吸可以加大肺部廓清力度，促进患者产生呛咳，能够促使大部分坏死组织和菌团瞬间从肺内咯出，有利于打通病灶呼吸通道以及血液循环和淋巴循环通道。

肺是需要锻炼的，经过锻炼的肺，免疫力和呼吸能力都会增强，从而为身体提供更多的新鲜氧气，有益于肺功能的恢复和细胞的修复。

肺结核患者应当根据自己的病情，选择适当的运动方式，促进体力的恢复。

（1）胸式呼吸锻炼，要学会每天适量进行一胸式呼吸锻炼。身体坐直，面对镜子，吸一口气，使胸腔明显凸起，然后呼出气体，让胸恢复原状，如此反复训练，坚持 5 ~ 10 分钟。

（2）大步慢走，三吸一呼健步行　步行应该是肺结核患者的最佳运动方式。采取正常步态，中速行走，走前 3 步完成 3 次吸气过程，第 4 步快速将吸入的气体呼出。吸气时用鼻腔，呼气时可同时用嘴和鼻腔配合。每天坚持 30 分钟，不少于 3000m，视身体情况适当加减。要选择空气清新、绿树成荫的公园和绿地，形成良好的锻炼习惯。

（3）其他有益于健康的运动，例如保健操、太极拳、广场舞、唱歌等都是不错的选择。

六、有爱就有希望

长期以来，在讨论肺结核治疗和康复问题时，我们始终把它作为一项纯技术问题、纯学术问题来对待。始终把肺结核患者看作被动的治疗对象、依从对象，药物成为我们与患者沟通的唯一媒介和载体。所谓 DOTS 的最直接含义就是在医生监督下服药。很少有人关心患者的心理感受，很少有人倾听他们悲欢离合的故事。在本书创作的过程中，笔者翻阅了大量有关结核病的专著和普及读物，其中很少涉及对肺结核患者进行心理辅导和情感抚慰的内容，看不到心灵的呼唤和爱的力量。其实，对于结核病患者来说，除了药物之外，他们最需要的是爱，最渴望的是呵护和关怀。

有学者对苏北偏远农村地区居民进行了这方面的调查，发现有近1/2的人认为得了结核病有耻辱感，32.1%的人认为如果患了结核病将要求医生为其保密治疗；27.5%的人认为如果他的邻居或者朋友、熟人得了结核病，他将与其断绝来往或者不与他的家人来往。

为了收集第一手素材，笔者也曾经设计了一份调查问卷，访问了来自全国各地50余名肺结核患者和查阅580份病例资料，数据显示，肺结核患者最突出的负面心理感受第一是孤独，其次是失落，第三是悲观，他们有一种强烈的被歧视和遭受冷遇的感觉，需要得到关爱、照顾和抚慰，最不希望被社会、家庭和同事所抛弃。实验证明，这种强烈的负面心理感受对肺结核患者的治疗效果影响极大，必须引起足够的重视，医务人员有责任向患者传递正面信息和能量。

1. 爱的力量

英国励志作家亚当·杰克逊编写了《人生的四大秘密》系列丛书，即《爱的秘密》、《健康的秘密》、《快乐的秘密》和《财富的秘密》，该丛书被译成20多种语言文字，在全世界广泛传播，长驻各大书店、网上书店排行榜首位。在继《人生的四大秘密》系列丛书之后，亚当·杰克逊的又一励志佳作《挫折，算什么》也在世界各地陆续上市销售。

亚当·杰克逊生于1962年，原本考取了律师资格，最后却决定离开法律界转而进入健康科学研究领域。1995年，亚当成为泰晤士报及英国卫报的健康护理专栏作家，定期发表关于替代疗法与辅助药物的最新发展和研究报告。亚当·杰克逊还是全球知名的励志演讲家和畅销书作家。

书中，他利用十则动人的真爱故事，十个关于爱的秘密，引导读者探索心灵的丰饶，领会爱的奥妙，感悟爱的力量。让生命之路因此变得豁然开朗，真爱从此永随人生。

书中还特别讲述了一段有关结核病治疗过程中医生和患者的一段对话，对我们很有启发，书中写道：我想，也许你认为我的康复可能归因于营养饮食、新鲜干净的空气、祈祷和运动，不过我内心确定，对我健康帮助最大的，应该是一种很少被讨论到，在医学和治疗上也很难被认定的东西，那就是爱的力量。

2. 爱的希望

在你迈向另一个世界时，你唯一能带走的就是爱，而你唯一能留下的也是爱。

我们因为害怕被拒绝而不敢接触他人，我们因为害怕被嘲笑而不敢跟人们沟通感情，我们因为害怕承受失落的痛苦而不敢对别人承诺。

因为我们常常失去生命的方向，当我们心里的幻想破灭或感到沮丧时，很容易就忘了那些法则，所以需要被提醒。

这就是真爱，没有条件的爱，不求回报的付出，在帮助别人的同时也帮助了自己。宇宙中有许多法则，而其中最伟大的法则就是爱的法则，因为爱比任何事物都长久，也是最强大的力量。有了爱，我们可以克服所有的逆境、困难和病魔。

爱对健康很重要，因为它是生命的要素，没有了爱，生命就失去了目标和意义，最后我们会变得极度沮丧和失望。

爱，丰富了我们的身体、心理和灵魂，许多研究证明，心中有爱的人比其他人更容易从病痛中复原。

当然，如果希望得到别人的爱，就必须先学会尊重自己、爱自己。

世上之所以那么多人觉得没有爱，都是因为他们失去了尊重。对自己、对他人、对生命的尊重。我们一旦了解并欣赏自己的价值，就会开始欣赏别人的价值，并且尊重他们，爱是通过互相尊重得到传递的。

爱是永恒的主题，爱是不变的承诺，爱是倾听别人的忧伤，爱是享受你我的欢乐。特别是对待肺结核患者，只有让他们沐浴阳光，得到社会关爱的时候，他们才能最终从疾病中解脱出来。因为有爱才有梦想，有爱才有力量，大爱无疆，一路有你，有爱就一定会有希望。

七、呼唤人文关怀

医学的本质是人学，他关注的首先是在痛苦中挣扎和需要帮助的患者，通过对患者的同情、关怀、安慰和照顾，给予患者情感的抚慰。早期的医院是慈善和博爱的象征和具体体现，无论是中世纪的修道院，还是法国大革命时期的慈济堂，都以照顾和医治贫困患者为己任，充满了人道主义温情。医学被认为是最具人文精神、最富人道情怀的职业，被称为"仁心仁术"。

可这一切随着20世纪现代诊疗技术和药物的出现发生了改变。

医生将注意力从关注患者转向寻找致病菌和正常值，患者变成代号，患者的痛苦变成了症状和体征，作为一个整体的患者被分解为疾病的分科和不同类型，有时，患者甚至被简化为因机体的某一部位损伤或功能失常而需要修理和更换零件的生命机器。新技术对医生的行为和医患关系产生了深刻的影响。医生们花费大量的时间分析实验室的诊断数据和影像诊断报告，很少倾听患者的倾诉和相互沟通，更加关注的是躯体的生理变化而忽视了患者的情感。

尽管医学在 20 世纪取得了辉煌的成就，但人们对医学的失望和怀疑情绪也随之增强。许多有识之士开始批判医学的机械唯物论倾向，主张多维度审视人体健康和疾病的关系，呼吁医学的人文关怀和情感照顾，特别是有关结核病的社会、经济和文化和人文研究课题开始进入人们的视野。有关肺结核患者生存质量及其影响因素的研究也开始得到关注。

有关肺结核的替代医学、预防医学、卫生管理和综合防控体系以及肺结核的社会心理学、社会伦理学、社会经济学还是薄弱环节和有待研究和扩展的领域。结核病不仅仅是一门临床医学课程，更是一门综合的、社会的、人文关怀的系统科学和社会学问。这些问题仅靠几个结核病专家和学者是无法解决的，必须构建强大的社会综合防控体系。

八、全社会的责任

1996 年 10 月在法国举行了全球肺部健康会议及国际防痨和肺部疾病联合会的年度会议，美国学者 L. B. Reichman 博士做了一次重要的演讲，题目就是"到底是什么阻止我们消除结核病"，他向我们揭示了至今还缠绕在结核病防治领域的种种困扰和纠葛。他认为谁都清楚，结核病是一个病因明确、传播途径清楚，治有方法、防有措施的慢性传染性疾病，按理说，经过 100 多年的历史，结核病早应该是过去的痕迹，可是严酷的现实却是，1996 年的一份报告指出，1995 年结核病的死亡人数比历史上任何一年都多。这到底是谁之过？Reichman 博士说，社会对其他任何疾病都不会这么麻木和容忍。看看最近爆发的埃博拉疫情，媒体对它的关注度近乎疯狂，死亡人数200 多人，是结核病一年死亡人数的近 1/50。再看看一项有关艾滋病治疗方法的新闻聚焦，尽管这种方法还处于试验阶段，而结核杆菌杀死的人数比酒精中毒、艾滋病、疟疾、热带病、埃博拉加在一起的死亡人数还多。

的确，人们总是习惯于把肺结核治疗的失败归咎于患者，指责他们没有依从性，没有坚持按规定服药，即所谓不履约。

其实，有关"不履约"一词的解读早在1972年，国际防痨和肺病联合会前任秘书长 Annik Rouillon 女士就曾深刻指出：患者的不履约很少是孤立的现象，一些单位和机构的不成功、不胜任或有缺陷的治疗过程是导致患者不履约的重要因素。假如出现大量患者不履约的问题，一定是这个体系出了问题，医生的不合格以及治疗技术的不规范才是导致广泛耐药大面积流行的重要原因。

那么，到底是什么阻止了我们消除结核病呢？是社会和机构的缺陷，不是患者，起码不仅仅是患者。

Reichman 博士认为是社团、是医生和卫生专业人员和保健工作者，是政府、是新闻媒体，是制药公司、是国际开发机构和世界卫生组织，在他看来，其中任何一个单位如果能够各尽其职、各司其职，结果都不会如此糟糕。

结核病的特殊性决定了它的责任归属。如果说，对待糖尿病、高血压、心脏病，治愈的责任权且归于患者自身的生活方式，如果不改变，不治愈，是他们自己的问题和悲剧的话，那结核病则完全不同。结核病的问题不是单纯的个人问题，甚至也不是单纯的医疗卫生问题，它是社区防护问题，是疾病控制问题，是整个社会卫生保健体制问题，还牵涉社会歧视、社会伦理、社会保障和社会救助等诸多社会问题，归根结底，它是个社会综合防控体系问题，这些问题不解决，结核病患者就不可能全部被发现，并得到及时治疗。一定有很大一部分群体隐瞒、躲避、消极、忽视，而这部分群体得不到及时治疗，就会变成潜在的疾病传播者，每人每年传染10~20

人，任何结核病的治疗手段都将功亏一篑，结核病只会越治越多，导致恶性循环。

所以，社会综合防控问题是解决结核病这个世纪瘟疫的"上帝之手"、"社会之手"、"系统和体制之手"。它甚至包括结核病防控组织的规模和级别问题、国家结核病防控的经费问题、结核病的免费医疗政策问题、结核病的医疗保险问题、结核病的社会救助问题，结核病的社会关爱基金和社会保障等一系列问题。

总之，结核病问题不单纯是卫生部门的问题，结核病问题是整个社会问题的缩影，它涉及整个国家的经济实力和现代化水平，涉及社会的进步和文明程度，结核病问题的最终解决，需要顶层设计和最高决策。

第十章
结核之恋

一、结核历史

结核病的英文是 tuberculosis，源自"tubercle"（结节）。结核病是结核杆菌侵入体内引起的感染，是一种慢性和缓发的传染病，其中90%发生在肺部，因此很多人又把结核病称为"肺结核"。人类对结核病的认识是一个漫长的过程。

通过对古人类遗骸的解剖研究，可以把肺结核历史追溯到6000年以前。

在4000年前的非洲大象遗骸内，明确发现肺结核致病菌，2400年前的埃及木乃伊体内也有结核杆菌的存在。

在我国，早在春秋战国时代，就有肺痨的记载。中医典籍《黄帝内经》就有"五虚五劳"的描述。1973年湖南长沙马王堆一号汉墓出土的2100年前的汉代女尸是肺结核最早人证。

无独有偶，最近，有学者在德国海德堡附近一座史前新石器时代的墓穴中一具年轻人的尸体中发现结核病变的证据。

考古学家还多次对公元前2500年前的埃及木乃伊进行形态学研究和 DNA 分析，确定死者胸腔骨骼有结核病变和结核残余痕迹。

• 公元前460年~公元前370年

希腊雅典伯理克利时代，对结核病已有较为完整的记载。"医学之父"希波克拉底曾详细描述了自己平日行医中所见的肺结核病症。

- 公元前 130 年

罗马医师塞利乌斯·奥雷利安努斯就对肺结核病的症状做过这样的描述："有潜热。通常起自傍晚，至第二天早晨退去。伴有早晚不停的咳嗽，有浓痰咯出，声音高而嘶哑，呼吸困难，脸颊潮红。全身其他部位则呈灰色。两眼神色焦虑，病人衰弱消瘦。"并注意到患者痰液经炭火焚烧有一种腐臭的气味。

这些描述几乎与现代医学对肺结核的描述如出一辙，而且直到现在，临床诊断肺结核的首要条件仍然是以痰涂阳性为主要诊断标准的。

- 公元 131 年 ~ 200 年

当时的肺结核病已非常普遍。医学家盖伦（Galen）曾认为肺结核是不可能治愈的，但他主张人们要尽量避免聚集，并首次提出利用摄生法，即休息、新鲜空气和富有营养的食物控制肺结核。

- 公元 500 年 ~ 1700 年

人们曾一度相信，通过国王的手来实施"触摸治疗"方法可以治疗结核病，这种暗示疗法曾在英、法等国家盛行。空气清新、环境优雅的达沃斯就曾是结核病患者的疗养胜地。

意大利的吉罗拉莫·弗拉卡斯托罗的《论传染和传染病》是解释肺结核会传染的第一部著作。

许多著名医生开始注意到富含蛋白质的饮食以及新鲜的空气和太阳射线有利于患者康复。

- 16 世纪后半叶

许多医学家猜测和认定人类的结核病和动物结核病有关。

- 1782 年

意大利那不勒斯公共卫生部通过了一项有关结核病报告制度和

环境卫生、消毒隔离措施的卫生法令。

● 1859～1900 年

疗养院治疗肺结核开始形成风气，一直持续到第二次世界大战。

● 1865 年

法国军医让·安托万·维尔曼通过对动物接种结核病组织等一系列实验，证明结核病具有传染性。

● 1882 年

德国微生物学家罗伯特·科赫博士发现结核病的致病菌结核杆菌，并用实验证明肺结核是由结核杆菌传染，随后又提出了著名的科赫定律。

在我国，据史料记载，首次将科赫的细菌学说引入国内的是大清外务使臣薛福成，是他在访德期间忙里偷闲，派员到科赫实验室考察得到的信息。

● 1908～1921 年

法国细菌学家阿尔贝特·卡梅特和卡米尔·介兰研制卡介苗问世。

● 1918 年

我国有关肺结核最早宣传资料公开出版。

由无锡医生顾鸣盛撰写，上海文明书局公开出版的一套《民国必读 防疫须知》丛书。书中对肺结核有详细的描述：肺痨自他人传染而来，病菌，即痨虫之传播，大都由病者之鼻中或喉间散布而出，此虫一入肺部，而痨症遂成。

● 1922 年

巴黎慈善医院首次为新生儿接种卡介苗，随后，法国普遍推广卡介苗。

20 世纪 20 年代初，我国抗痨第一人、著名结核病专家吴绍青教授就在南昌开始抗痨事业。抗日战争时期，他在重庆任上海医学院肺科主任和中央医院副院长职务，并兼任宽仁结核病疗养院院长。

● 1929 年

卢永春医师撰写我国近代最早的结核病专著《痨病论》。

● 1933 年

中华医学会首次在上海举办结核病会议，并成立中国防痨协会。

● 1935 年

协和医学院公共卫生系第一卫生事务所开设结核病门诊，裘祖源将公共卫生理念引入结核病防治并组织实施，包括团体检查、病例登记、流行病学调查，通过地段防痨形式进行患者管理、家庭访视、指导休息和营养、督促治疗、家庭隔离、痰液处理、餐具消毒、接触者检查、按期复诊等，这些实践为我国结防机构管理不住院患者提供了基本方法。

● 1937 年

德国科学家默勒发现，结核杆菌在黄油中冷藏 6 个月仍能存活并具有相当强的传染性。

● 1943 年

在塞尔曼·瓦克斯曼等发明链霉素，从此，肺结核迈入了化学治疗的新阶段。

● 1949 年

"早发现、早治疗"已成为主要技术策略，我国裘祖源、吴绍青、郭德隆、阚冠卿等提出并身体力行，推动了团体防痨、集体自办疗养室、大力推行卡介苗接种等主要防治措施，带动了全国结核病防治的发展。

● 1952 年

一线抗结核药物异烟肼问世。吴绍青等成功组织了国产异烟肼的研制、生产、临床试验和推广使用，我国开始步入"结核病化疗时代"。

● 1956 年

上海市首先成立结核病防治委员会，设置上海市结核病中心防治所和全市各区及县结核病防治所，率先把结核病纳入公共卫生和疾病控制领域。

● 1961 年

利福平开始应用于结核病治疗。

● 1963 年

中国防痨协会、中华医学会召开全国结核病学术会议，制定并推荐了由链霉素、异烟肼、对氨基水杨酸钠组成，疗程为 12～24 个月的"标准化疗方案"，该化疗方案在全国普遍使用 30 多年。

● 20 世纪 60 年代到 80 年代初

结核病一度得到控制，但不过 10 年时间，结核病死灰复燃，卷土重来。

● 1993 年

世界卫生组织于第 46 届世界卫生大会上通过了"全球结核病紧急状态宣言"，并号召各国政府和非政府组织行动起来，与结核病的危机进行斗争。

● 1995 年

世界卫生组织将每年的 3 月 24 日定为"世界防治结核病日"。

二、国际"情缘"

1. 列文虎克的坚持

列文虎克（1632～1723 年），一个地道的荷兰人，天生浪漫情怀，不拘一格，没受过正规教育，没有什么显赫的学历和职位，一生痴迷于显微镜的研磨和制作，痴迷于微观世界的观察和探索，结识了一位出色的朋友，帮助他忠实地记录了观察的全过程，协助他连续如实地报告给英国皇家医学会，并得到英国生物和医学界的高度重视，得到公正的对待和挖掘，成就了他一生的辉煌。与其说他是显微镜学家、微生物学家，不如说它是个能工巧匠、显微镜发明家、微生物的最早发现人和见证者。他是一个让荷兰人为之骄傲的神秘人物。最为著名的成就是改进了显微镜以及促进了微生物学的建立，为后来细菌和结核杆菌的发现奠定了基础，他在 2004 年曾被票选为最伟大的荷兰人之一。

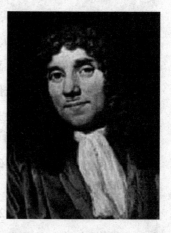

　　列文虎克出生于荷兰代尔夫特市，一个以啤酒和瓷器闻名的城市。他的父亲很早去世，母亲是酿酒商的女儿。年仅 16 岁的列文虎克就在阿姆斯特丹一家布店当学徒。6 年后返回家乡，购置了一家店铺经营布料生意，后来在当地市政厅当差，有人说是看门，有人说是行政助理。不管怎样，他的兴趣不在这里。他把一生的心血和情感都倾注于磨制透镜事业和潜心观察镜下的世界，以至于忽略了其他工作，忽略了家庭和妻儿，他活了 90 年 10 个月，失去两任妻子和 6个孩子。在别人看来，他是一个怪人。但也许正是这种奇特的性格和矢志不渝的精神，成就了他的辉煌。他磨制的透镜远远超过同时代人。他的放大透镜以及简单的显微镜形式不一，选材多样，有玻璃、宝石、钻石等。他一生磨制了 400 多个透镜，有的凸透镜其放大率竟达 300 倍！他就是利用自己研制的显微镜首次发现了微生物，最早记录了肌纤维和毛细血管。

　　他对放大透镜下所展示的显微世界确实到了痴迷的程度，他利用自己研制的显微镜观察晶体、矿物、植物、动物、微生物、污水、昆虫等等。是他首先发现了细菌和原生动物，即他所谓的"非常微小的动物"。他首次描述了精子、红细胞和毛细血管层的存在。他追踪观察了许多低等动物和昆虫的生活史，证明它们都是由卵孵出并经历了幼虫等阶段，而不是从沙子、河泥或露水中自然产生的。

应当指出的是，在他一生的研究观察生涯中，他的朋友和知音，当时著名的解剖学家格拉芙医生给予他无私地帮助和指导。格拉芙将列文虎克大约300多份观察报告译成英文和拉丁文，陆续以通信的方式报告给英国皇家学会，其中关于《列文虎克用自制的显微镜，观察皮肤、肉类以及蜜蜂和其他虫类的若干记录》等100多篇观察报告，都是由这位伯乐亲手翻译成英文和拉丁文发表在《皇家学会哲学学报》上，并帮助它破例成为英国皇家学会的会员。

格拉芙和英国皇家学会是列文虎克的真正伯乐，要不是有列文虎克等对显微镜的发明和研制，人类也许不会那么快发现细菌，发现结核杆菌，有关结核病的研究也不知要落后多少年。

2. 巴斯德的痴情

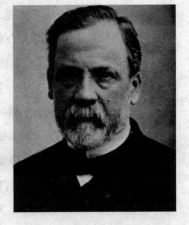

路易·巴斯德（1822～1895年），法国最具盛名的化学家、微生物学家和细菌学家。像牛顿开辟出经典力学一样，巴斯德是世界工业微生物和医学微生物的奠基人。

巴斯德出身贫寒，父亲是一名从事鞣革劳动的退伍军人，母亲是位勤劳的农家妇女。巴斯德天资聪慧、勤奋好学，父母省吃俭用，让巴斯德一直受到良好的教育。

巴斯德从小就很有艺术天赋，他的绘画艺术在他年轻的时候已经达到很高的水准，但为了实现科学家梦想，他在 19 岁时就果断放弃绘画，一心投身于科学事业。当时的巴黎高等师范学校是法国最著名的高等学府，能考入这所学校是很高的荣誉。巴斯德以全校第 16 名的成绩考入巴黎高等师范学校，但他认为成绩不理想，竟然拒绝入学，第二年，巴斯德终于以前 5 名的成绩重新考入该校，攻读化学和物理学科。

巴斯德在大学期间就十分痴情于实验教学。他整天埋头在实验室里，被戏称为"实验室的蛀虫"。1846 年，24 岁的巴斯德从高等师范学校毕业，并通过了物理教师的资格考试。考官认为他是这届毕业生中最有才华的学生，并很快就授予他中学物理教师聘书，但他为了能在巴黎继续从事科学研究，竟给巴黎中央理工学院写信自荐，受到当时著名化学家巴莱的青睐，在 26 岁那年，有幸进入巴莱实验室当助手，并成为他的博士研究生。他的化学才华和实验研究功底很快就得到很好的展示，还在他攻读博士学位时，就对晶体结构和立体异构现象以及生命不对称现象做出了出色的研究，使他在法国化学物理学界名声大噪。27 岁那年，巴斯德便取得理学博士学位，并获得了法国斯特拉斯堡大学副教授的职位，并迎娶了该学院院长的女儿玛丽·罗兰小姐。从此，巴斯德和妻子玛丽共同生活了 50 年，相濡以沫，相互扶持，为化学、生物科学做出了毕生的奉献。

作为一个化学物理学家，巴斯德一生却对微生物学、细菌学研究做出了卓越的贡献，以致成为微生物学之父。他是自然发生学说和细菌致病论的主要提出者。他对微生物的分类、习性、营养和繁殖的研究奠定了工业微生物学和医学微生物学的基础。他的预防免疫理论以及在预防狂犬病、鸡霍乱、炭疽病、蚕病等方面取得的成果，使整个医学迈进了细菌学时代，得到了空前的发展。他发明的消毒灭菌方法至今还以他的名字命名，直至现在仍被应用。他的发酵理论以及对微生物的研究成就了法国的葡萄酒、啤酒和丝绸工业和畜牧业。美国学者曾把巴斯德列为影响人类历史进程的 100 位名人之一。

3. 科赫的执著

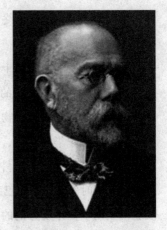

罗伯特·科赫（1843～1910年），德国医生、细菌学家，世界病原细菌学的奠基人和开拓者。首次发现结核杆菌，首次提出病原微生物的传播规律和判定依据，首次提出科赫法则。他对医学事业所做出的开拓性贡献使其成为世界医学领域中无可争议的泰斗级人物。1905年，他成为德国获诺贝尔生理学或医学奖的第二位科学家。

然而，罗伯特·科赫博士成长之路并非一帆风顺。他于1843年12月11日出生于德国哈茨附近的克劳斯特尔城一个矿工家庭，凭着一份对生物学的浓厚兴趣和执著，于1862年考入格丁根大学医学院，获医学博士学位后，从一个乡村开业医生起步，在缺乏科研设备和资金、缺乏图书情报信息交流和专业指导的情况下，仅凭自己创建的简陋家庭实验室，单枪匹马地从事病原微生物研究，证明了炭疽杆菌的存在，详细描述了炭疽杆菌的生活史，第一次提出了不同致病菌导致不同疾病的理论，开创了病原学研究的全新领域。

直到1880年，科赫应邀赴柏林工作，在德国卫生署任职，从此才拥有了良好的实验室和研究条件，才使他的细菌学研究之路走上轨道，逐步建立了自己的学术地位和学科领域。

1881 年，科赫创立了固体培养基划线分离纯种法，并用这种方法相继发现了一系列传染病病原菌。此后他开始转向结核病病原菌研究，改进了细菌染色方法和培养方法，发现和培养出大量纯种结核杆菌，用实验证明和阐明了结核病的传染途径。

1882 年 3 月 24 日，科赫博士在德国柏林生理学会上正式宣布了他的研究结果，证明结核杆菌是结核病的病原菌，使这一天成为人类医学史上重要里程碑。以后他又出版了有关结核杆菌的经典著作，为结核病的预防控制奠定了十分重要的理论基础。

1883 年科赫被任命为德国霍乱委员会主席并被派往埃及调查霍乱暴发流行情况。他和他的同事一起发现了霍乱弧菌，找到了霍乱病交叉感染的途径和治疗、控制的方法，根据对霍乱弧菌的生物学知识以及传播方式的了解，科赫提出控制霍乱流行的法则，这些法则以后相继被各国批准沿用至今。

科赫还揭开了跳蚤传播腺鼠疫的机制，为各国控制腺鼠疫的流行提供了理论基础。

科赫对于病原微生物的研究和探索可以说是到了痴迷和疯狂的程度，他可以关在实验室里几个星期都不出来，像着了魔似的废寝忘食。有些人说他得了精神病，可就是这个精神狂人，几乎每天都有新的细菌学研究奇迹发生，他被后人尊为细菌学鼻祖，被授予德国皇冠勋章，并因结核病研究获诺贝尔生理学或医学奖。1910 年 5 月 17 日，科赫因心脏病发作在德国巴登逝世，享年 67 岁。

1982 年，在结核杆菌被发现 100 年后，世界卫生组织将每年的 3 月 24 日定为世界防治结核病日，就是为了纪念这位为结核病防治做出杰出贡献的德国医学家，同时唤起全世界人们对结核病这个世纪难题的认识和重视。

4. 弗莱明的偶遇

亚历山大·弗莱明（1881～1955 年），英国生物化学家、微生物学家、细菌学家。是他首先发现了青霉素的作用，进行了深入研究，发表了研究成果，后经澳大利亚病理学家弗洛里教授以及德国生物化学家钱恩博士的进一步研究改进，实现了化学提纯和工业化生产，并成功用于医治人类感染性疾病，才使人类找到了一种具有强大杀菌作用

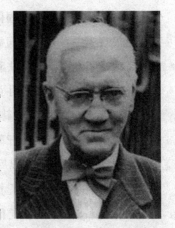

的药物，开启了人类化学治疗的崭新时代。青霉素被公认为第二次世界大战中与原子弹和雷达相并列的第三个重大发明。弗莱明和英国病理学家瓦尔特·弗洛里教授以及德国生物化学家鲍里斯·钱恩教授三人也因此共享 1945 年诺贝尔生理学或医学奖。在美国学者麦克·哈特所著的《影响人类历史进程的 100 名人排行榜》中，弗莱明名列第 45 位。

弗莱明的一生都和机缘巧合有关。一则流传甚广的故事是说弗莱明的农夫父亲曾经救过小时候的丘吉尔，丘吉尔之父因感激救命之恩，出资让弗莱明上学成才，而后丘吉尔本人又在二战中因青霉素而从濒死的疾病中获救。也有人说是他在十几岁时得到了来自亲戚的一笔不菲遗产，才有机会到伦敦上学，接受良好教育。不管怎么说，反正这位出生于苏格兰洛克菲尔德的穷苦农民的儿子，7 岁就失去父亲的弗莱明，由于某种机缘巧合，有幸接受了高等教育，接触了医学研究，并用它的勤奋刻苦和聪明才智，成就了他传奇的人生。

正是由于某种机缘巧合，也让弗莱明在患重感冒时坚持工作，他随意把感冒后的鼻涕、眼泪放置于试验用的培养基中，却无意发

现了溶菌现象，由此而发现了溶菌酶。

还是由于机缘巧合，弗莱明在暑假前随意将众多培养基未经清洗就摞在一起，放在试验台阳光照不到的位置，度假归来时无意发现，培养基边缘竟有一块因溶菌而显示的惨白色环状带，而这个区域的葡萄球菌已经消失得无影无踪。弗莱明敏锐地意识到这是个重要的现象，并进行了深入的研究。

1929 年，弗莱明在《不列颠实验病理学杂志》上，发表了《关于霉菌培养的杀菌作用》的研究论文，并首次提出了"盘尼西林"这个"有细毛的物质"的概念，指出了青霉素的重要的用途和前景，但是，他自己始终无法发明一种提纯技术和工业生产方法，致使这个重要发现并没有得到实际应用。

直到 1939 年，在英国的澳大利亚人瓦尔特·弗洛里（1898 年~1968 年）和德国出生的鲍利斯·钱恩博士（1906 年~1979 年）重复了弗莱明的工作，证实了他的结果，然后提纯了青霉素，并成功应用于患者。在英、美政府的鼓励下，很快找到大规模生产青霉素的方法，1944 年英、美公开在医疗中使用，1945 年以后，青霉素遍及全世界。

5. 瓦克斯曼的眷恋

塞尔曼·亚伯拉罕·瓦克斯曼（1888~1973 年）是美国生物化学家和微生物学家，曾为自然产生的抗菌物质创造了新词"抗生素"，1952 年因发现链霉素获诺贝尔生理学或医学奖。

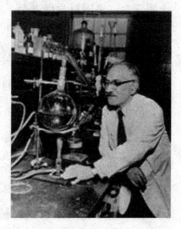

瓦克斯曼对土壤和土地的眷恋是他成功的重要精神支柱。他一生的事业始终与土壤有着千丝万缕的联系，

有人甚至戏称它是"土壤的恋人"，他不仅在土壤研究中收获了爱情，而且从土壤研究中取得了丰硕的成果。

瓦克斯曼这个出生于乌克兰基辅附近的犹太人，自1910年随全家移居美国后，先后进入美国鲁特吉斯大学，获得农学士学位，在新泽西州农业试验所作G·李普曼教授的研究助手，获硕士学位，直至任加利福尼亚大学特别研究员，获哲学博士学位。他一直没有离开过土壤、没有离开过土地，一生致力于土壤细菌学研究，从土壤中发现放线菌素，从土壤中发现链霉菌素，直至研制出结核杆菌的克星链霉素。随后他又陆续发现灰链丝菌素、新霉素和其他数种抗生素。他是"抗生素"这个医学名词的首位提出者，为以后出现大量抗生素药物打开了大门。由于这一贡献，1952年瓦克斯曼获诺贝尔生理学或医学奖。

瓦克斯曼长期担任大学微生物学系主任和微生物研究所所长。1958年退休后到哈佛大学医院任教授。1973年8月16日在美国海恩尼斯逝世，终年85岁。是美国国家科学院和法国科学院院士，国际土壤学会、美国科学促进会、美国微生物学会、农学会会员。

6."卡介"之缘

20世纪初，还有一段有关结核病防治的国际情缘，正是这段情缘，解决了预防小儿结核病的棘手问题，特别是为预防严重性肺结核、降低小儿肺结核死亡率立下了汗马功劳。

这段影响深远的结核国际情缘发生在浪漫之都法国巴黎，发生在两位德高望重的细菌学家之间。一位叫卡默德（Leon Calmette），另一位则是卡米尔·介林（Camile Guerin）。他们曾经漫步乡野田园，从玉米退化现象中找到灵感。他们利用细菌逐代退化的原理，降低结核杆菌的毒性，然后注入人体，产生抗体，预防疾病。这段

"蜜月情缘"足足持续了 13 年的时光，他们成功培育出第 230 代退化减毒的结核活菌苗。将结核活菌苗注射到人体，能够使人体产生抗体，从而研制成功了用于预防结核病的人工疫苗。以后，这项技术和菌苗被我国医学家引入国内，并借用两位研究者名字的英语发音，命名为"卡介苗"。这是两位法国细菌学家因结核病事业结下的"国际情缘"，也是中外医学家防治结核病事业结出的丰硕成果。

接种卡介苗对儿童的健康成长很有好处，在预防结核病，特别是可能危及儿童生命的严重类型结核病，如结核性脑膜炎、粟粒性结核病等方面具有相当明显的作用。世界卫生组织研究证实，接种卡介苗预防结核性脑膜炎和播散性结核病的平均有效率为 86%；预防结核相关死亡的有效率为 65%，预防结核性脑膜炎死亡的有效率为 64%，预防播散性结核死亡的有效率为 78%。通过卡介苗接种已挽救了许多人的生命。

三、中国风骨

颜福庆（1882～1970 年）

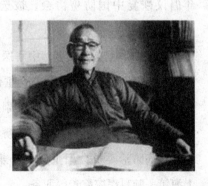

上海人，民国时期著名医学教育家，公共卫生学家。毕业于上海圣约翰大学、美国耶鲁大学。先后创办了湘雅医学院、上海医科大学、中山医院、上海第一肺科医院。并与中国红十字会合作，接办该会总医院上海医科大学附属华山医院等医学教育和医疗机构。他是中华医学会主要创始人之一，任第一届中华医学会会长，为我国医学教育事业做出了卓越的贡献。他非常重视预防医学和公共卫生，1927年创建第四中山大学医学院伊始，便亲自组建公共卫生科，并创建吴淞卫生公所，作为公共卫生实验区，积极开展城市和农村卫生工作，且坚持始终。他一生治学谨严，医德高尚，言传身教，门墙桃李，服务人群，是中国医学教育和医学实践的鼻祖和泰斗级科学家。

吴绍青（1895～1980年）

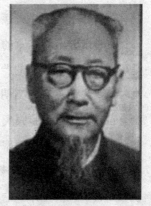

安徽巢县人，中国肺病学家。1921年毕业于湘雅医学专门学校（现中南大学），获医学博士学位。1929年赴美国哈佛大学医学院任研究员。留美期间因患肺结核，遂矢志改修肺科。抗日战争初期，随上海医学院内迁重庆。1944年再度赴美，在哥伦比亚大学医学院专攻肺科。两年后回到上海，仍任上海医学院肺科教授。翌年，创立肺病中心诊所。1948年倡议恢复中国防痨协会，被选为总干事，倾注大部精力于防痨事业。

历任中华医学会理事，中华医学会结核病科学会主任委员，中华医学会上海分会结核病科学会主任委员，《中华结核病科杂志》和《中华结核和呼吸系疾病杂志》副总编辑、顾问，中国防痨协会理事、总干事、副理事长，中国防痨协会上海分会副理事长，上海市肺结核病防治委员会副主任委员兼秘书长，上海第一医学院教授，上海第一肺科医院院长等职务。

吴教授治学严谨，教学认真，讲课生动，表述精确，逻辑性强，对基础理论和各种疑难杂症讲得深入浅出，融会贯通，取得极好的教学效果。并以满腔热忱帮助兄弟医院建立肺科，培训人员，传授医术，临床会诊，指导示教。先后发表论文 80 余篇，著有《实用内科学》呼吸系统疾病部分、《实用肺结核治疗学》等。

裘祖源（1904～1988 年）

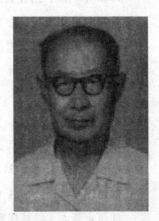

北京人，结核病学家、医学教育家、学术活动家，中国防痨事业创始人之一。1931 年毕业于协和医学院，1932 年在北京创建结核病防治机构——第一卫生所。对结核病防治与结核病流行病学研究有较深造诣。

1938 年入美国明尼苏达医学院学习，先后到美国东部、英国、法国、瑞士、意大利考察结核病防治工作和公共卫生体系建设，1939 年回国。曾任协和医学院讲师、副教授。1947 年后，历任协和医学院教授、教务长，协和医院代理院长，北京结核病研究所副所长、研究员，中国防痨协会副理事长，中国科学院生物学部委员，第六届全国政协委员。是我国近代结核病防治事业和结核病流行病学创始人之一。

曾任中华医学会结核病科学会副主任委员、主任委员、名誉主任委员，中国防痨协会总干事、副会长、顾问，《防痨通讯》主编，北京市防痨委员会副主任委员，《中华结核病科杂志》总编辑、名誉总编辑。晚年，曾任全国结核病防治咨询组副组长，积极参与结核病防治决策的论证，积极参与筹划全国结核病流行病学抽样调查工作，为我国结核病防治事业做出了卓越的贡献。

朱宗尧（1912～1998 年）

结核病专家。天津人。著名结核病专家、中国防痨协会第三届理事会理事、第四届理事会常务理事、《中国防痨杂志》副总编辑。

1939 年毕业于协和医学院，获医学博士学位。1947 后先后赴丹麦、瑞典、法国、美国等国学习卡介苗制作技术。

1948 年回国，历任天津市结核病防治院院长、名誉院长，天津市结核病防治所所长，中华医学会结核病学会会长，中国防痨协会常务理事、天津市分会理事长，国际防痨协会理事。1948 年在天津首次推行卡介苗预防接种，并获显著成效。

著有《结核病概论》、《皮内接种卡介苗实用价值》、《结核病学流行病学》等。

1972 年他重新组建天津市肺科医院，任院长，并兼任结核病防治所所长。1998 年 8 月 31 日因病逝世，终年 86 岁。

刘南山（1895～1981 年）

江西永新人，结核病专家。1922 年毕业于湘雅医学院，后赴美国研习，获耶鲁大学医学博士学位。1927 年赴英国伦敦大学医学院热带病学研究院深造，两年后取得英国皇家热带病学会会员资格，毕业回国。

曾先后在湘雅医学院、华中大学、中正医学院、北京协和医院、南昌医院、广西医学院、江西省立医院从事医学教育和医疗卫生工作。抗日战争胜利后，赴美国檀香山医院进修结核病专科，任主治医师，并被吸收为美国结核病学会会员。1948 年年底回国，开办庐山肺病疗养院，收治结核病患者。

1950 年开始在武汉开展结核病防治工作。1951 年在汉口胜利街创办武汉市结核病防治所，并捐献从国外带回的 X 光机及人工气胸、气腹等医疗器械。经常组织武汉地区医学专家会诊、研讨。举办各种专题讲座、培训班，进行学术交流，为中南地区培养大批防痨专业人才。1954 年主持筹建武汉市结核病医院。历任中南军政委员会卫生部专员、武汉市政协委员、汉口同济医学院教授、中华医学会结核病科学会顾问、中国防痨协会理事、中华医学会武汉分会结核病科学会主任委员、中国防痨协会武汉分会副理事长等职。

端木宏谨

1939年生，江苏人。1963年毕业于武汉医学院，毕业后到北京市结核病研究所从事结核病临床及流行病学研究工作。1988年赴日本结核病研究所参加国际结核病防治进修班学习。曾任北京市结核病胸部肿瘤研究所所长、北京市结核病胸部肿瘤医院院长。现任世界卫生组织结核病研究培训合作中心主任，结核病控制项目办公室专家组组长，结核病控制中心顾问，结核病专家咨询委员会主任委员，中华医学会结核病学分会主任委员。

20世纪80年代开始致力于我国结核病流行病学的研究，分别于1984/1985年、1990年和2000年主持了三次全国结核病流行病学抽样调查设计，组织调查方案的实施和结果分析，以大量数据科学地反映了我国结核病流行的趋势和地区、人群分布的特点，为制定我国结核病控制策略和组织实施提供了有力依据。主持的"结核病难题—耐药性研究"被评为北京市重点学科扶植项目，在流行病学、基础研究和新药研究以及卫生经济学方面开展了深入研究。论文丰富、著述颇丰，曾主持编著《结核病学》。2002年任卫生部结核病专家咨询委员会主任委员，世界卫生组织中国结核病研究与培训合作中心主任，中华医学会结核病学分会主任委员，《中华结核和呼吸杂志》副主编，中国防痨协会副理事长等职，是我国结核病防治专业领域的顶尖级科学家。

第十一章

结核之美

一、名人与结核病

直到现在，仍然有许多人对结核病一知半解，充满疑虑。有的视结核病患者为大敌，唯恐避之不及；有的视结核病患者为残弱，怀着歧视和偏见。其实，结核病并不可怕。早在 18 世纪初，当结核病的面纱尚未完全揭开的时候，人们曾经赋予结核病许多浪漫和多情的故事，结核病患者一度成为美丽和优雅的化身，结核病曾经是怀才不遇和郁郁寡欢的象征。当然，200 年后，当我们重新认识结核病，重新正视结核病存在的时候，这些有关结核病的美丽故事其实也不过是曾经的辉煌罢了。

18 世纪初，欧洲工业革命兴起和城市化进程带来的城市人口密度增加、贫富差距拉大，加剧了结核病传播和扩散，使结核病在西方迅速流行。加之，当时结核病并不像其他传染病那样让人羞于启齿，也不像其他疾病那样给患者造成明显的躯体损伤和形象改变。结核病是一种消耗性疾病，不带来明显的行动不便。相反结核患者"时而雪白，时而通红的面部，白皙的皮肤，消瘦修长的身材，忧郁而孤独的神情"，正好为那些浪漫主义艺术家带来了怜香惜玉、情动心摇的感觉。

18 世纪英国著名的浪漫主义诗人济慈（1795～1821 年）曾经给肺结核起过一个绰号"人类死亡队长"。那是因为，当时，人类还没有有效的办法制服结核病。

1820 年寒冬，正是这位英国著名诗人济慈乘坐马车染上风寒，导致结核病复发。他回到住处后，脸色绯红，高热，咯血。这位曾经做过医生的诗人被结核病折磨得死去活来。他曾绝望地对朋友说："我知道，这鲜红的血是动脉血，那一滴滴血是我的死刑判决书"。济慈充满热情与诗意的生命在他 26 岁时被肺结核夺走。

济慈的挚友、英国抒情诗人雪莱（1792～1822 年）写下著名的长诗《阿多尼》哀悼他，而当时雪莱本人也已染上了肺结核。雪莱那脍炙人口的名句"冬天已经降临，春天还会远吗"曾经激励了多少有志青年，但他自己却没有逃过结核病的劫难。

后来，人们根据济慈的诗作和浪漫爱情故事而拍摄的电影《闪亮的星星》曾经感染了几代人，剧中也有许多有关结核病的凄美故事，这部史诗性的佳作成为英国电影标志性作品。

也不知是结核病使艺术家的情感变得忧郁，还是忧郁的气质使人容易感染结核病，18 世纪的许多文学家和艺术家都感染过结核病，他们笔下的主人公也大都和结核病有着不解之缘。有人说，结核病的发病高峰期恰恰邂逅了艺术的浪漫和唯美鼎盛时期。当浪漫遭遇爱情，唯美与疾病碰撞，结核病的"美丽"便成为艺术家画笔的颜色，成为剧作家情景构思的作料，于是就有了小仲马笔下的玛格丽特，有了曹雪芹笔下的林黛玉。小仲马在刻画玛格丽特美丽心灵的同时，特别注重描绘了她异常艳丽的外貌和"难以描绘的风韵"，尤其是对女主人公患肺结核病特征的描写，更是细致入微，出神入化。据说那就是作者初恋情人的原型。你看，结核病不仅没有使作者笔下的女主角变得丑陋，反倒增添了一抹柔美的气质。说到底，文学家给我们带来的结核之美，充满了凄凉和哀伤，渗透着情感和缠绵。结核之美，不过是画家心中的图腾，是浪漫诗人的梦幻，是病态之美，是虚幻之美，是善良人们对生命的渴望，对爱的寄托。

许多著名人士也都曾感染过肺结核，甚至因此英年早逝，这其中包括波兰作曲家肖邦、俄国现实主义作家契诃夫、捷克作家卡夫卡以及德国哲学家、历史学家和剧作家席勒、英国著名作家劳伦斯，还有美国哈佛大学早期捐助者、实业家约翰·哈佛博士、勃朗宁、史蒂文生、勃朗特姐妹和诗人拜伦。中国的鲁迅、瞿秋白、郁达夫、萧红、林徽因也曾经患结核病。

总之，结核的美丽与哀愁伴随着整个结核病的历史，"结核之美"是我们始终绕不开的话题，躲不过的梦。

二、济慈：一世英名　跃然水中

这是英国 18 世纪末著名的浪漫主义诗人约翰·济慈生前为自己撰写的墓志铭：

Here lies one whose name was written in water。

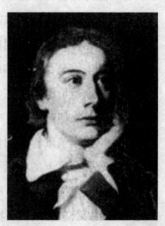

有人把它直译为：此长眠者，声名水上书。而笔者则译为：一世英名，跃然水中，或曰释然水中，溶于水中。

不管怎么翻译，反正济慈是具有世界影响的诗人，世界文学史上不可或缺的名字，然而当死亡来临的时候，他认为，一切都不过是过眼烟云，写在水上的名字，很快会被融化，很快会被遗忘，有点像如今的网络热词"神马都是浮云"。

可是，200 多年过去了，济慈的名字却依然铭刻在人们的心中。在 18 世纪英国著名文学家和诗人中，济慈的大名可以和雪莱、拜仁齐名，可以和杰弗雷·乔叟、莎士比亚、约翰·弥尔顿比肩。但是，在英国的大诗人中，几乎没有一个人比济慈的出身更为卑微，命运更加坎坷。

济慈的父亲是马厩的雇工领班，父母早年去世，在两个兄弟和一个姐姐的照顾下，济慈接受了正规传统的英式教育，但 14 岁便开始学徒，18 岁考入伦敦一所大学学医，没过一年，便弃学专心于诗歌写作，他的诗作大都以崇尚自然、赞美爱情为主题，脍炙人口，广受赞誉，济慈被誉为英国最具盛名的浪漫主义诗人。

然而，济慈的一生始终和肺结核有着解不开的纠葛。他的父母都因肺结核过早离世，他的兄弟也因肺结核最后死在他的怀里。济慈也是个患病多年的肺结核患者。

济慈故居在伦敦北部汉普斯泰德公园附近，在一个相当安静的居民区里。济慈在这里也仅仅住了 18 个月而已，但是就是这 18 个月，是这位英国浪漫主义诗人创作最高峰的时期，因为在这里他碰到了他一生的至爱——芬妮·布朗。

济慈故居的一名管理人员绘声绘色地讲述这位大诗人短暂一生的故事，浑厚的男中音描述着诗人对自己爱人"但求曾经拥有"的爱情，让听者都为之感动。

他说，在接下来的几年中，疾病与经济上的问题一直困扰着济慈，但他却令人惊讶地写出了大量的优秀作品，其中包括《圣艾格尼丝之夜》、《夜莺颂》和《致秋天》等名作。1820 年初春，济慈去了趟伦敦。那天他没有穿大衣，回来时为了省钱坐在马车的外面，结果全身都被雨淋透了。回到家里，他的恋人芬妮为他打开门，他几乎是倒在芬妮的怀中。那天晚上，他开始咯血，之后不久，病情迅速恶化，医生建议他住到比较温暖的地方去疗养。

1821 年 2 月 23 日，济慈在去往意大利疗养的途中逝世。去世的时候，只有年轻而忠诚的画家塞文陪伴着他，年仅 25 岁。

他的书信、手稿等作品主要都收藏于哈佛大学 Hughton 图书馆，部分收藏于大英图书馆、位于伦敦北郊的济慈纪念馆等。

《明亮的星》是一部描绘济慈年轻时期的爱情和诗歌创作故事的电影，片名就取自济慈的一首同名诗歌。

他的挚友、英国抒情诗人雪莱（1792 年～1822 年）写下著名的长诗《阿多尼》哀悼他，而当时雪莱本人也已染上了肺结核。

三、肖邦：让病魔在琴键上跳舞

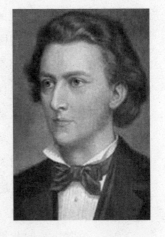

肖邦（1810～1849 年）是波兰人，6 岁学琴，17 岁已是华沙首席钢琴家和天才作曲家、忧郁诗人。25 岁染上结核病，无药可医，1848 年，在一次大型演奏会上再次发病，血染琴键。一年后，在他刚满 39 岁时去世。

肖邦 1810 年 3 月 1 日生于华沙近郊，父亲是法国人，侨居华沙任中学法文教师，母亲是波兰人。肖邦从小就表现出非凡的艺术天赋，6 岁开始学习音乐，7 岁时就创作了波兰舞曲，8 岁登台演出，不足 20 岁已出名。他是历史上最具影响力和最受欢迎的钢琴作曲家之一，是波兰音乐史上最重要的人物之一，是欧洲 19 世纪浪漫主义音乐的代表人物。肖邦一生创作的大多是钢琴曲，被誉为"浪漫主义的钢琴诗人"。

肖邦的一生虽被众多的女人和宫廷贵妇追捧，但只有两位女性真正闯入了他的生活。一位是小他 8 岁的大家闺秀玛利亚·沃兹尼斯卡小姐，一位则是大他 6 岁、离过婚有两个女儿的法国女作家乔治·桑。1839 年至 1843 年期间，肖邦都是在乔治·桑家乡的庄园里度过的。这是一段宁静的日子，肖邦创作了大量作品，其中包括著名的波兰舞曲《英雄》。

肖邦的晚年生活非常孤寂，他痛苦地自称是"远离母亲的波兰孤儿"。

肖邦的一生正处于波兰民族危亡时期，强烈的爱国主义思想成为他创作的主旋律。而为了表达自己思念祖国、怀念故土之情，他的作品又深深植根于波兰传统民族音乐的沃土之中。

肖邦 20 岁就因战争而离开祖国，达 18 年之久，始终不忘祖国，把自己关在小黑屋里创作，把一腔热血化为音符。后来肺结核病复发，39 岁便离开了人世。临终嘱咐亲人把自己的心脏运回祖国。

肖邦一生不离钢琴，所有创作几乎都是钢琴曲。2010 年为肖邦 200 周年诞辰，这一年被波兰命名为"肖邦年"。

四、费雯·丽：风华绝代　乱世佳人

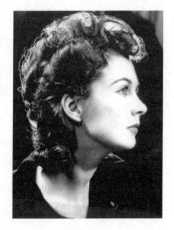

费雯·丽生于 1913 年 11 月 5 日，1967 年 7 月 7 日，费雯·丽在心力交瘁中孤独地倒在卧室门口，结束了她丰富多彩的一生。当天晚上，伦敦的所有剧院都为她熄灯 1 分钟，演员和观众一起默哀，悼念这位天才的表演艺术家，两届奥斯卡影后费雯·丽女士。

费雯·丽风华绝代，却红颜薄命，她一生钟情于艺术，献身于舞台。她以美貌和精湛的演技闻名，却始终被肺结核缠身，直至夺去她宝贵的生命。

当她以《乱世佳人》第一次获封奥斯卡影后时，评委会对她的评价是："她有如此的美貌，根本不必有如此的演技；她有如此的演技，根本不必有如此的美貌。"

费雯·丽的一生像她的演艺生涯一样极富传奇色彩。她出生于英属印度西孟加拉邦，原名维维安·玛丽·哈特利，父亲曾是不列颠印度军队官员，母亲据说是爱尔兰人，同时又具印度帕西人血统。

费雯·丽3岁时就在她母亲所在的业余剧团上台表演儿歌。从小就阅读了大量安徒生作品和希腊神话故事。6岁半入英国伦敦圣心女修道院寄宿学习。学会了钢琴、小提琴等乐器，受到良好的艺术熏陶和启蒙教育。18岁的费雯·丽就嫁给了大她13岁的著名英国律师，并为他生育一女。

1938年，25岁的她只身到好莱坞发展，成功饰演了《乱世佳人》中的郝思嘉一角，问鼎奥斯卡最佳女主角奖。后与好莱坞著名影星奥利弗结婚，回英国发展舞台剧。

以后，她又饰演了《魂断蓝桥》、《汉密尔顿夫人》和《安娜·卡列尼娜》，都在观众中留下深刻印象，给世界影坛留下许多不朽形象。1951年，她因出演《欲望号街车》而获得威尼斯电影节最佳女演员奖，次年二度问鼎奥斯卡最佳女主角，成为影史上第一个由威尼斯影后走向奥斯卡影后的女演员。在美国电影学会评选的世界百年最伟大的女演员中，她名列第16名。

可是，也许正是她的表演太过真诚、太过投入。她总是动情地感受他人的命运，又始终表里如一，以致入戏太深失去了自我。她所表演的一个个悲剧故事，实际上都刻着她生命的身影和痕迹，都在残酷地吞噬她的健康和生命。

最后，她终于被严重狂躁症和肺结核夺去了宝贵的生命，年仅54岁。

五、瞿秋白：并非多余的话

夕阳明灭乱山中，落叶寒泉听不穷；
已忍伶俜十年事，心持半偈万缘空。

这是瞿秋白先生临刑前的绝笔诗，更是他曾经沧海的如梦令。瞿秋白先生命运多舛，悲情一生，天地为之感叹，万物为之动容。

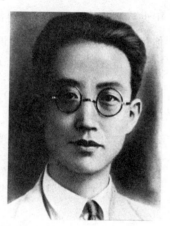

他祖籍江苏宜兴，生于常州府城，出身官宦世家、书香门第，叔祖官至省督；自幼受父母熏陶，温文尔雅，风流倜傥，精通诗词书画，熟悉医道老庄，但却家道中落，以致债台高筑，生母因贫困潦倒而服毒自杀，自己则念私塾、读学堂、中途辍学，颠沛流离、一度靠小学教职谋生。后西赴武汉、北上京城，考入民国外交部俄文专修馆。

他是"五四运动"的热血青年，参加过当时的北京学联，到过总统府请愿，和李大钊、张太雷、陈独秀并肩齐名。

他曾任北京《晨报》和上海《时事新报》特约记者，常驻莫斯科两年，进行了大量的实地考察、采访。

他1921年加入中国共产党，是国际歌的最早翻译人、《中国共产党党纲》的主要起草人，《新青年》和《前锋》杂志的主笔，他担任过第一届党中央总书记陈独秀的俄语翻译，是中共常驻莫斯科和共产国际的首席代表。

从莫斯科回国后，瞿秋白兼管中共宣传工作，担任中共中央机关刊物《新青年》、《前锋》主编和《向导》编辑。他在这些刊物上发表大量政论文章，运用马克思主义分析中国国情，考察中国社会状况，论证中国革命问题。他还和于右任、邓中夏创办上海大学，担任上海大学的教务长兼社会学系主任。

他是中国共产党早期主要领导人之一，曾两度担任中国共产党中央总书记，他是不可多得的思想家、理论家、文学家、翻译家。他相貌俊朗，眉清目秀，知识渊博，才华横溢，留下了大量的文字著作，其中许多重要作品收入了《瞿秋白选集》、《瞿秋白文集》，内容涉及政治、哲学、文学、史学等众多领域，与鲁迅、茅盾等文学大家是挚友。

1935 年，瞿秋白被国民党特务逮捕，囚禁于福建长汀。面对敌人的威胁利诱，他一再拒降，终不反悔，直至最后谈笑风生，慷慨从容，高呼口号，缓步迈向刑场，最终死于敌人枪口，就义时他年仅 36 岁。

被囚禁期间，他曾回首人生，感慨万千，洋洋洒洒写下《多余的话》，道出一个旧知识分子向共产党人转变的心路历程和真情实感。这篇《多余的话》却让他饱受争议，一直被污为叛徒，直至"文革"后才沉冤昭雪，恢复名誉。

瞿秋白被结核病折磨困扰，他 20 岁染病，22 岁便因工作繁忙而病情加重、咯血，以致因此一度停止工作，到莫斯科郊外疗养。

瞿秋白的妻子王剑虹女士是他的学生，也是他的最爱。他们1924 年 1 月结婚，婚后不到半年，妻子就因肺结核去世，年仅 20 岁。据说妻子的母亲和姐姐都因患肺结核而早逝。

瞿秋白曾在《多余的话》中，对自己这段患病经历有过详细描述。

我像一只羸弱的马拖着几千斤的辎重车，走上了险峻的山坡，一步步地往上爬，要往后退是不可能，要再往前去是实在不能胜任了。而本来我从一九一九年就得了吐血病，一直没有好好医治的机会。肺结核的发展曾经在一九二六年走到非常危险的阶段，那年幸而勉强医好了。可是立即赶到武汉去，又是半年最忙碌紧张的工作。虽然现在肺痨的最危险期逃过了，而身体根本弄坏了，虚弱得简直是一个废人。从一九二〇年直到一九三一年初，整整十年，除却躺在床上不能行动，神志昏瞀的几天以外，我的脑筋从没有得到休息的日子。在负责时期，神经的紧张自然是很厉害的，往往十天八天连续地不安眠，为着写一篇政治论文或者报告。这继续十几年的不休息，也许是我精神疲劳和十分厉害的神经衰弱的原因，然而究竟我离衰老时期还很远。这十几年的辛劳，确实算起来，也不能说怎么了不得，而我竟成了颓丧残废的废人了。我是多么脆弱，多么不禁磨炼啊！

六、鲁迅：坚强的呐喊者

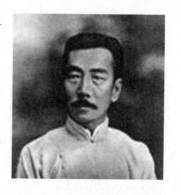

寄意寒星荃不察，我以我血荐轩辕

这是鲁迅先生的自题小像，也是他一生的真实写照。

鲁迅（1881～1936年），伟大的无产阶级文学家、思想家、革命家。原名周樟寿，后改名周树人。浙江绍兴人，出身于封建家庭，青年时代受进化论、尼采超人哲学和托尔斯泰博爱思想的影响。鲁迅曾在仙台医学院学医，后从事文学创作，希望用文字改变国民精神。辛亥革命后，曾任南京临时政府和北京政府教育部部员，任教于北京大学、北京女子高等师范学校、中山大学。

1918 年 5 月，首次用"鲁迅"的笔名，发表《狂人日记》，奠定了新文学运动的基石，《药》、《故乡》等小说名篇一同收入小说集《呐喊》。毛泽东评价鲁迅为伟大的无产阶级文学家、思想家、革命家、评论家、作家，是中国文化革命的主将。鲁迅是 20 世纪中国的主要作家，是中国现代小说、白话小说和近代文学的奠基人之一，是新文化运动的领导人、左翼文化运动的支持者之一。

1934 年 8 月开始，鲁迅就因结核病发作，肌肉作痛，盗汗，气喘，病情十分严重，却一直被误诊为胃病。著名的作家史沫特莱女士引美国医生来诊，见痰中带血，体重骤减，确诊为肺结核晚期，胸腔积液，但因多种原因，始终未得到及时有效治疗，终于 1936 年 10 月 19 日上午 5 时 25 分，在上海逝世，葬于虹桥万国公墓。上万名上海民众自发举行公祭、送葬的灵柩上覆盖着一面旗帜，上面写着"民族魂"三个字。

1956 年，鲁迅遗体移葬虹口公园，毛泽东为重建的鲁迅墓题字。

1981 年，有学者发表文章，认为 1936 年鲁迅之死是经治日本医生误诊错治所致。20 年后，鲁迅之子周海婴出版了《鲁迅和我七十年》一书，重提旧事。

他认为设在上海租界的美、德教会医院，其诊疗水平高于日本医生。许广平是在鲁迅持续高烧不退、日本医生治疗无效的情况下，请来了美国作家史沫特莱介绍的美国肺科专家。美国医生明确告诉许广平，高烧不退是胸腔积液所致，抽掉积液体温就会恢复正常；辅之以积极的治疗和疗养，鲁迅至少可以再活 10 年，若不如此，只有半年的寿命。

不知什么原因，鲁迅先生一直拒绝美国医生的治疗方案，把自己的生命继续托付给日本人，继续使用日本生产的类似今天"地塞米松"的激素针剂。这个名叫须藤的日本医生当时一口否认鲁迅有胸腔积液，直到鲁迅逝世前，一直拒绝将其送进医院住院治疗，从而导致美国医生的预言竟一语成谶。

七、林徽因：洗尽铅华，香消玉殒

她是一代才女名媛，出身官宦世家，却天然去雕琢，清新飘逸，恬静婉约，钟情诗文、戏剧、绘画。

她集美貌与智慧于一身，清丽自然，举止典雅，学贯中西，融通艺术、建筑、设计，终成大家。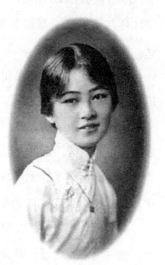

它与梁启超之子梁思成双双留学海外，就读宾夕法尼亚大学和耶鲁大学，攻读建筑设计和舞台艺术，终结连理，又夫唱妇随，足迹遍及欧美和国内荒郊野岭，名寺古刹，为《中国建筑史》临摹了大量草图、素描和样稿。

她曾参与创建东北大学建筑系，曾任清华大学建筑系教授，是中华人民共和国国徽、人民英雄纪念碑和八宝山革命烈士公墓设计方案的重要参与者和设计者，还抱病改造发掘了景泰蓝艺术。

她是中国著名女诗人、作家、建筑学家。20 世纪 30 年代初，同梁思成一起用现代科学方法研究中国古代建筑，成为这个学术领域的开拓者，后来在这方面获得了巨大的学术成就，为中国古代建筑研究奠定了坚实的科学基础。文学上，她著有散文、诗歌、小说、剧本等，代表作有《你是人间四月天》、《莲灯》、《九十九度中》等。其中，《你是人间四月天》最为大众熟知，广为传诵。

林徽因，1904 年出生于福建闽侯。父亲林长民是早年留学日本的新派人物。她 1916 年入北京培华女子中学，1920 年 4 月随父远赴欧洲，游历伦敦、巴黎、日内瓦、罗马、法兰克福、柏林、布鲁塞尔等地，同年入伦敦圣玛利女校学习。1921 年回国复入培华女中读书。1923 年参加新月社活动，与胡适、徐志摩活跃于文坛诗社。1924 年与梁思成一起留学美国，专攻美术，选修建筑，1927 年毕业，获美术学士学位。同年入耶鲁大学戏剧学院，学习舞台美术设计。1928 年 3 月与梁思成在加拿大渥太华结婚，婚后去欧洲考察建筑，同年 8 月回国。

林徽因患肺结核之后，仍然奔赴各地，考察古建筑，过度劳累加重了她的病情。她本可以接受美国友人费正清的安排出国治疗休养，但是她拒绝了，她坚持和国家人民共患难，抗击日本侵略者，宁愿过那种颠沛流离的生活。

林徽因患病之时，有效的治疗药物链霉素、异烟肼已经相继问世，她完全有条件延长寿命甚至治愈肺结核，她却没有利用自己的条件，这不能不使我在崇敬她的同时为她惋惜。

1955 年 4 月 1 日清晨，林徽因经过长达 15 年与疾病的顽强斗争之后与世长辞，年仅 51 岁。

八、结核病与小说

它是穷人的疾病，穷人因贫困而潦倒，因贫穷而染病；它又是富人的疾病，曾经受到君主王族的"青睐"。

特别有意思的是，它甚至作为一种特殊的审美对象，被载入史籍。

现实主义作家通过对它的描写，揭示和批判造成穷困的社会制度，浪漫主义音乐家通过对它的描绘，来歌唱波希米亚的生活方式。

有的人视它为丑陋与死亡结缘，而避之犹恐不及；有的人则奉它为美丽与幽怨的象征，由此获得凄美死亡的愉悦归宿。

可见，比之于其他疾病，结核病的确有其更为丰富的文化背景和内涵。

林黛玉和《红楼梦》

中国古典文学名著《红楼梦》中描述了林黛玉患"肺结核"和宝玉、黛玉间凄美的爱情故事。

《红楼梦》大约问世于 18 世纪中叶，清朝乾隆年间，也是欧洲工业革命初期，结核病第一次向人类大举进攻之时。书中的女主角林黛玉身患结核，脸色苍白，瘦骨嶙峋，不断咳嗽及吐血后，香消玉殒，演绎了一段哀怨凄绝的爱情故事。

曹雪芹毫不吝惜笔墨，以十分爱怜和痛惜的笔触，描绘了林黛玉和贾宝玉的封建叛逆者的形象和凄美爱情。把林黛玉身上的结核之美、结核之痛和结核之灵刻画得淋漓尽致，活色生香。

林黛玉是曹雪芹笔下的宠儿，他把富有魅力的西施式清瘦之美给了黛玉，使黛玉具有绝世的姿容，突出了她的悲剧性格。

美国已故著名细菌学家兼作家杜博（Dubos），早在 1950 年写了一本介绍结核病的畅销书，书名叫《白色瘟疫》（The White Plague）。他在书中就提到了黛玉的肺结核。虽然黛玉是小说中的虚构人物，但在曹雪芹的生花妙笔下，俨然一个历史上的真实人物，激起许多文史界人士对她的考证，而她的结核症状又被西方医学家所肯定，足见曹雪芹的文学底蕴和医学功力。

黛玉自小就身患结核病，大概是早亡的母亲所传染。

作者借宝玉之语，把黛玉的病态之美勾勒得出神入化：两弯似蹙非蹙罥烟眉，一双似泣非泣含情目。态生两靥之愁，娇袭一身之病。泪光点点，娇喘微微，闲静似娇花照水，行动如弱柳扶风。

曹雪芹的医学知识相当丰富，他早在书中第三十四回就指出黛玉的脸色红润不是健康的象征，而是疾病的症状，其中一段这样写道：黛玉在宝玉送给她的绢子上激动地写了几首诗后，顿觉浑身火热，面上作烧，走至镜台，揭起锦袱一照，只见腮上通红，真合压倒桃花，却不知病由此起。

黛玉结核病情恶化的描述也十分专业，书中道：黛玉做了一场噩梦后，醒时发现自己满身大汗，把枕头都弄湿了，后不得眠，并咳嗽不停，直到天亮。当紫鹃收拾痰盒时，发现盒内满是血痰，不觉失声。黛玉本来觉得喉间有些腥味，被紫鹃一叫，立刻体会到她开始咯血，心里一惊，她又吐了一口痰，她首次看到自己的痰染了一缕紫血。

在第八十九回，黛玉听到宝玉快要跟宝钗定情时，顿觉人生乏味，手脚冰冷，茶饭无心，不肯吃药，有意糟蹋身子，准备殉情。经此精神打击，黛玉的病情变本加厉，她的咯血转成吐血。当黛玉再度获悉宝玉与宝钗结婚之事已成定局之后，她连续吐了三次血。知道自己的死期已近。由于她失血过多，脸色变白，呼吸窘迫，两眼直瞪，不久呈昏迷休克状态。浑身流汗，不作声了，只见黛玉两眼一翻，便"香魂一缕随风散，愁绪三更入梦遥。

九、结核病与戏剧

小仲马和茶花女

无独有偶，西方文学名著并改编成话剧和歌剧的《茶花女》，剧中女主角玛格丽特虽然风情万种，娇媚动人，经过一场曲折的恋爱后，终于因肺结核加重而死在情人的怀中，有着和林黛玉一样的悲剧下场。

据说，《茶花女》是法国作家小仲马根据自己的人生经历创作的小说，他对女主角倾注了满腔的热情和爱恋，把玛格丽特的结核之美描绘得出神入化，动人心魄。但是，主人公最终也没有摆脱"肺结核"的困扰，可见，肺结核对当时社会生活的深刻影响。

小仲马（Alexandre Dumasfils，1824～1895年），法国小说家、剧作家。代表作品有：《茶花女》、《三个坚强的人》、《迪安娜·德·利斯》、《阿尔丰斯先生》、《德尼莎》等。他是作家大仲马的私生子，7岁时大仲马才认其为子，但始终拒不承认其母为妻。这种私生子身世给小仲马在童年和少年时代留下深刻记忆。成年后，他痛感法国社会的淫靡之风，决心通过文学批判社会道德。1848年，小仲马发表了《茶花女》一书而一举成名；1852年他又将其改为同名话剧，获得了极大成功，以后便专门从事戏剧创作。

《茶花女》真实生动地描写了一位外表与内心都像白茶花那样纯洁美丽的少女被摧残致死的故事。主人公玛格丽特是个农村姑娘，来巴黎谋生，不幸做了妓女。富家青年阿芒赤诚地爱她，引起了她对爱情生活的向往。但是阿芒的父亲却反对这门婚事，迫使她离开了阿芒。阿芒不明真相，寻机羞辱她，终于使她在贫病交加之中含恨死去。作品的表现手法独特，细腻新颖，洋溢着浓烈的抒情色彩、悲剧气氛和感人至深的艺术魅力。

1852 年，小仲马又把小说改编为剧本，五幕剧《茶花女》在巴黎上演，场场爆满，万人空巷。

《茶花女》后来被改编成歌剧，由意大利著名音乐家威尔第作曲，影响更为深远。不久，无论是剧本还是小说，很快就跨越国界，流传到欧洲各国乃至全世界。

十、结核病与电影

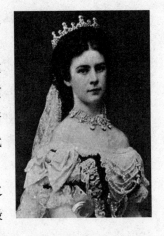

《茜茜公主》系列影片共由三部组成，包括《茜茜公主》、《年轻的皇后》和《皇后的命运》，是德国和奥地利在 1954 年～1957 年间合拍的，由著名导演恩斯特·马利斯卡执导，影星罗密·施奈德和卡尔·海因茨·伯姆主演，在同时代的作品中堪称经典。

影片讲述的弗兰茨皇帝和茜茜公主之间的爱情故事，是 19 世纪欧洲王室中最凄美的故事，茜茜公主至今仍受到许多人的喜爱。影片充分体现了欧洲贵族的皇室气质，是经典的欧洲电影。影片中，少女清新活泼，皇后高贵典雅，气质宛若天成，罗密·施耐德更以她独具一格的华贵与俏丽使本片大放异彩，特别是她那迷人的微笑，驱散了二战后奥地利人民心中的阴霾，带给人们重建家园的信心。这 3 部影片获得了巨大的成功，一推出就轰动了世界，两位演员也因此驰名于世界影坛。

美丽活泼的茜茜公主在奥地利度假时邂逅年轻英俊的奥地利国王弗兰茨·约瑟夫，两人一见钟情，而此时国王已经与茜茜的姐姐海伦公主定下婚约，海伦公主是专制皇太后苏菲指定的皇后人选，但国王已经无可救药地爱上了天真的茜茜，并最终违背母亲的旨意，在生日晚宴上宣布茜茜为未来的皇后，后来在维也纳举行了隆重的婚礼。

婚后，倔强的茜茜和专制的皇太后苏菲之间产生了一系列矛盾，苏菲援引皇家的传统不让茜茜抚养自己的女儿，而弗兰茨却顺从了母亲的旨意，茜茜一气之下回到了娘家巴伐利亚，弗兰茨也追随而至，他们和好如初。回到奥地利以后苏菲也改变了主意，同意茜茜抚养女儿，之后，年轻的国王夫妇访问了匈牙利，他们在匈牙利人民的欢呼声中成为了奥匈帝国的国王与皇后。

后来，茜茜公主用事实证明了自己不仅能出色地处理国家大事，也能妥善处理与婆婆的关系。不幸的是，茜茜在出游时染上了严重的肺病。为了国家利益，不得不远离丈夫和女儿，陪伴她的，只有她的母亲。当时，治疗肺结核的最有效武器是新鲜空气和足够的营养，幸运的是，这位可爱的女子奇迹地痊愈了，在母亲的帮助下，茜茜康复了。

十一、结核病与绘画

谈到肺结核与绘画，我们不得不提起西蒙内塔·韦斯普奇有着"美的皇后"与"文艺复兴时期最美的女子"之称的她，是画家波提切利的模特，根据她的形象波提切利创作了《维纳斯的诞生》与《春》等传世名作。我们能从这两幅名作中窥视到西蒙内塔·韦斯普奇惊人的美貌。

关于西蒙内塔·韦斯普奇（1454～1476年）的出生地一直是一个谜，有的学者认为她生于传说中维纳斯女神诞生地波多维内尔，有的则相信是热那亚。西蒙内塔15岁那年来到意大利的佛罗伦萨，随后嫁给了著名商人和以他名字为美洲命名的航海探险家阿美利哥·韦斯普奇的堂兄弟马可·波罗。

西蒙内塔·韦斯普奇皮肤白皙光滑，淡黄色的头发，乌黑的眼睛，不但在当时，而且在以后的数百年中，都被认为是整个文艺复兴时期最美的女子，倾倒了全佛罗伦萨人的心。1469 年，父亲去世后，共同继位统治佛罗伦萨的罗伦佐·梅迪契和朱利亚诺·梅迪契兄弟同时爱上了她。两人一直因她而决斗。朱利亚诺最后取得了胜利，从此，西蒙内塔又有了一个"美的皇后"的称号。

成为朱利亚诺的妻子之后不久，西蒙内塔就病了，她患的也是肺结核，而且发现时就已到晚期，不久美丽的花朵凋谢了，她于 1476 年 4 月 26 日病逝。

第十二章

结核之梦

——有关结核病的决策与思考

控制结核病，世界在行动

一、世界卫生组织

世界卫生组织（WHO）是
联合国属下的专门机构，国际
最大的公共卫生组织，总部设
于瑞士日内瓦。其主要职能包
括：促进流行病和地方病的防
治；提供和改进公共卫生、疾
病医疗和有关事项的教学与训

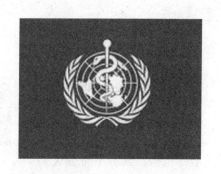

练；推动确定生物制品的国际标准。1993 年世界卫生组织提议将 3
月 24 日作为"世界防治结核病日"，以推动全球结核病预防控制的
宣传活动，唤起公众与结核病作斗争的意识。该纪念日已成功倡导
19 年，让无数结核病患者得到了及时的诊断和有效的治疗。近年来

由世界卫生组织与国际防痨和肺病联盟等 5 个非政府组织经过 10 年之久的研究试验，总结出来的 DOTS 策略被世界银行认为是所有卫生干预措施中最符合成本效益的战略。DOTS 策略可以大量、直接发现传染源，有效地减少耐药结核病的产生，减少新患者的发生，患者无需住院治疗，治疗费用低。

世界卫生组织结核病咨询机构：世界卫生组织结核病咨询机构是全球有关结核病领域的最高级别的战略咨询机构。为全球结核病相关治疗和控制提供客观的、持续的技术和战略建议。其目标是通过遏制结核病部门，为世界卫生组织总干事有关结核科学和技术方面活动提供独立的评估战略，并对结核病相关核心功能、委员会和工作小组进行审查并提出建议，检查进展和提出挑战。

该机构成立于 2006 年 6 月，其成员主要包括结核病流行病学专家、主要技术和金融合作伙伴的代表以及结核病高负担国家的代表。

二、结核病控制伙伴关系

结核病控制伙伴关系（网址 http://www.stoptb.org）成立于 2001 年，是世界卫生组织结核病专业领域的权威合作机构，致力于带领人们

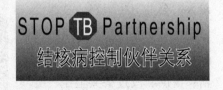

消灭结核病，保证每一个结核病患者能得到高质量的诊治。

目前该组织有将近 1000 个合作伙伴，帮助 100 多个国家抗击结核，通过国际技术机构、政府项目、科学研究、基金协会等形式向这些国家提供援助。

该组织是唯一的一个全球性、团结所有抗击结核病组织的联盟。

众多的赞助商的赞助，使其拥有系统的医疗服务、专业权威的技能鉴定联盟团队，为全球抵御结核病提供了专业和技术帮助。

结核病控制伙伴关系西太平洋地区 2011～2015 年地区发展战略会议于 2010 年 10 月在马来西亚召开，会议为西太平洋地区结核病技术指导和国家结核病预防控制战略提供了指导和新的资讯，并提出了 2010～2015 年的战略目标。

地区战略目标：

向全体人民提供高质量结核病诊断治疗技术；

加强结核病试验室建设；

加强耐药性结核病患者管理；

加强结核病/艾滋病患者管理；

加强结核病国家政策支持和财政支持力度。

三、国际防痨和肺病联合会

1920 年成立于法国巴黎的国际防痨和肺病联合会（简称 IUATLD，

International Union Against Tuberculosis and Lung Disease

网址 http：//www. theunion. org）是一个国际性抗结核和肺部疾病的科学研究机构和学术团体，致力于创建一个融教育、培训、研究、技术援助等于一体的资源中心。特别是为发展中国家的结核病、肺部疾病、艾滋病和烟草控制提供技术援助和支持。

该组织已经拥有 150 多个国家委员和 15000 个成员，成为国际结核病预防、控制和治疗方面的领军组织，其 DOTS 策略已经治好了全球 3700 多万结核病患者。从 2008 年开始，该组织成立了检测耐多药和广泛耐药结核病的实验室，监测一线和二线抗结核药物并提供快速而精确的检测标准。

四、美国肺部协会

美国肺部协会（全称 American Lung Association，简称 ALA，网址 http：//www. lung. org）是在美国政府支持下，通过教育、普及、研究以预防、控制、改善肺部疾病的领导机构。该机构特别致力于环境和空气的改善。当你加入美国肺部协会，你就是"健康的空气，健康的肺"的口号倡导者。挽救今天的生活就是明天健康美国的保证。100 多年来，美国肺部协会就是这样为健康的肺，健康的空气而奋斗，如今，更是如此。

美国肺部协会始建于 1904 年，是美国成立最早的预防卫生志愿者组织，原名为美国国家结核病预防和研究协会。经过 50 年的艰苦努力，到 1954 年已经发展成为美国最大的结核病预防控制研究机构。

现在，该组织的战略目标仍然是通过健康教育、科学研究和积极干预改善生活，改善肺部健康，预防肺部疾病。

五、抗击艾滋病、结核病和疟疾全球基金

抗击艾滋病、结核病和疟疾全球基金是一家专业、独特的全球公共/私营合作组织，专门为防治艾滋病病毒/艾滋病、肺结核和疟疾吸引和分配额外资源。这种与政府、民间团体、私营部门和受疾病影响群体之间的合作关系是开展国际卫生资助的新途径。全球基金与其他双边和多边组织密切合作，对现有对抗三种疾病的工作进行补充。

自 2002 年创建以来，这个全球基金已发展成为抗击艾滋病、肺

结核和疟疾等项目的主要金融机构，为 151 个国家的 1000 多个项目批准了 226 亿美元的资助。迄今为止，全球基金资助的项目已为 420 万人提供了艾滋病治疗、为 970 万人提供了抗结核治疗。

六、比尔及梅琳达·盖茨基金会

比尔及梅琳达·盖茨基金会是由比尔·盖茨与梅琳达·盖茨夫妇资助的、全球最大的慈善基金会。该基金会以美国华盛顿州西雅图市为基地，于 2000 年 1 月，通过盖茨学习基金会和威廉·盖茨基金会的合并而创立。

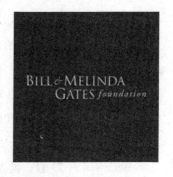

比尔和梅琳达·盖茨基金会致力于不断减少结核病病例数。为了实现该目标，基金会创新性地推广和实施现有的结核病控制策略并开发更新、更好的工具来预防和治疗结核。到目前为止，该基金会已经投入了 7.5 亿美元用于抗击结核病。他们支持全球遏制结核病计划的目标是：到 2015 年为 5 千万人提供治疗，并从结核病的手里挽救出 1400 万人的生命。

该基金只接受个人捐赠，不接受来自组织的捐赠，包括公司捐助、企业的捐赠激励计划、非营利组织、基金会、慈善集资团体或政府实体。

该基金是由比尔·盖茨与美琳达·盖茨夫妇资助的，全球最大的慈善基金会。正式员工有 1058 人。截至 2012 年 9 月该基金会资金约 362 亿美元，为维持作为一个慈善基金会的地位，每年必须捐赠其全部财产的 5%，即 15 亿美元以上。

该基金主要在以下各方面提供援助：全球人的健康、教育、图书馆、美国西北部的建设等。

七、"3·24"世界防治结核病日

1882 年 3 月 24 日，世界著名微生物学家、德国医学家罗伯特·科赫在德国柏林生理学会上宣布了结核菌是导致结核病的病原菌。100 年后的 1982 年 3 月 24 日，由国际防痨协会和世界卫生组织倡议、各国政府和非政府组织举办纪念罗伯特·科赫发现结核菌 100 周年活动，国际防痨协会的会员之一非洲马里共和国的防痨协会提议，要像其他世界卫生日一样，设立世界防治结核病日。这个建议后来被国际防痨协会理事会采纳。

从那时起，国际防痨和肺病协会和世界卫生组织就开始举办各种纪念活动，但局限在一定的范围，缺乏大规模行动。

1993 年 4 月 23 日，世界卫生组织在伦敦召开 46 届世界卫生大会，会上通过了《全球结核病紧急状态宣言》。要求世界各国采取紧急措施，积极与结核病危机做斗争，并希望加强对防治结核病的宣传，以唤起各国对控制结核病疫情的高度重视。

1995 年年底，世界卫生组织为了进一步推动全球结核病预防控制的宣传活动，唤起公众与结核病做斗争的意识，与国际防痨和肺病联合会（IUATLD）及其他国际组织一起倡议，提高这个重要日子的影响力，确定 1996 年 3 月 24 日是全球第一个世界防治结核病日。

1996 年 2 月 8 日，中国卫生部发文，中国要积极响应世界卫生组织的建议，积极开展"3.24 世界防治结核病日"的宣传活动。

历年世界防治结核病日主题

1996 年：我们面临结核感染的危险。

1997 年：防治结核病，人人保健康。

1998 年：实行归口管理，有效控制结核病。

1999 年：依法控制传染病 防治结核病蔓延。

2000 年：动员全社会共同关注结核病。

2001 年：积极发现、治愈肺结核病患者。

2002 年：遏制结核、消除贫困。

2003 年：人类与结核病，DOTS 治愈我的病，也治好你的病。

2004 年：控制结核病，让每一次呼吸更健康。

2005 年：防治结核，早诊早治，强化基层。

2006 年：防治结核坚持不懈。

2007 年：结核流行广泛，控制从我做起。

2008 年：我来控制结核病。

2009 年：关注农民工，共享健康。

2010 年：遏制结核，健康和谐。

2011 年：遏制结核，共享健康。

2012 年：你我共同参与，消除结核危害。

2013 年：你我共同参与，消除结核危害。

2014 年：关注全球 300 万结核病弱势群体。

八、世界卫生组织防治艾滋病/结核病亲善大使

2011 年 6 月 3 日，位于瑞士日内瓦的世界卫生组织总部灯火通明，气氛热烈。世界卫生组织总干事陈冯富珍博士要宣布一项重要的任命，会议大厅里响起了她稳重的声音："我非常高兴地委任彭丽媛女士为世界卫生组织抗击结核病和艾滋病亲善大使！"

陈冯富珍缓缓地说道："目前，结核病和艾滋病的感染人数和死亡人数仍然过高，它们都属于致病性疾病，会给人带来极大的痛苦，加在一起每年使 350 多万人失去生命。而且，受到疾病影响的人们往往陷于贫困，几乎享受不到应有的权利。我们相信，具有影响力的人士可能会带来重要改变。"

世界卫生组织邀请名人来推动其目标的实现由来已久，设置"亲善大使"就是一个例子。世界卫生组织亲善大使通常是文学艺术领域或演艺界、体育界的公众知名人士，他们致力于宣传世卫组织的策略、目标和重点工作，参加相关活动，以提高公众对重要卫生问题和解决办法的认识。一任世界卫生组织亲善大使的聘期为两年（可续聘），他们都是义务工作，没有报酬。

九、世界卫生组织控制结核全球战略

愿景——

一个没有结核病的世界。

总体目标——

到2015年大幅度降低全球结核病负担，实现千年发展目标（MDG）以及控制结核伙伴关系目标。

目的——

使所有结核病患者普遍获得高质量的患者关怀；

减少由结核病给人类带来的痛苦和社会经济负担；

保护脆弱人群远离结核病、结核菌/艾滋病病毒双重感染及耐多药结核病；

支持开发新手段和新方法，并使之及时、有效地应用；

在结核病预防、治疗和控制方面保护和促进人权。

具体目标——

到2015年使结核发病率停止上升趋势并逐步下降；

与千年发展目标相关并由控制结核伙伴关系通过的具体目标：到2015年，与1990年的基线相比降低50%的结核病患病率和死亡率，到2050年消除做为公共卫生问题的结核病。

控制结核战略的组成——

（1）追求高质量的 DOTS 扩展和提升

- 政府承诺体现在足够的、持续的资金投入

- 确保早期病例发现，并通过质量保证的细菌学方法诊断

- 督导下的、采取患者支持措施的标准化治疗

- 确保有效的药物供应和管理

- 监测和评价效果及影响

（2）应对结核病/艾滋病病毒、耐多药结核病以及贫困和弱势人群的需求

- 扩大结核病/艾滋病病毒防治合作活动的规模

- 扩大预防和管理耐多药结核病的规模

- 处理结核病接触者以及贫困和弱势人群的需要

（3）促进加强以初级卫生保健为基础的卫生系统

- 帮助改进卫生政策、人力资源发展、筹资、供应、服务提供和信息系统

- 加强在卫生服务、其他大型集会和家庭中的感染控制

- 提升实验室网络，实施《肺部健康实用措施》

- 采纳其他领域和部门的成功做法，促进有关健康问题决定因素的行动

（4）接合所有的卫生服务提供者

- 通过公私混合方法鼓励各种公共、自愿、公司和私人提供者参与活动

- 促进使用《国际结核病医疗标准》

（5）通过伙伴关系增强结核病患者及社区的能力

- 鼓动、沟通和社会动员

- 鼓励社区在结核病治疗、预防和健康促进方面的参与

- 促进使用《结核病治疗患者宪章》

（6）促进科学研究

- 开展基于规划的业务研究
- 倡导并参与研发新的诊断试剂、药物和疫苗

十、《全国结核病防治规划》

由国务院办公厅颁发的《全国结核病防治规划（2011～2015年)》（简称《规划》），2011 年 11 月 17 日正式印发。

《规划》再一次重申了全国结核病的防治现状，指出结核病是严重危害人民群众健康的呼吸道传染病，被列为我国重大传染病之一。我国政府历来高度重视结核病防治工作，相继实施了 3 个全国结核病防治十年规划。特别是从 2001 年开始，全面推行了现代结核病控制策略，各级人民政府积极履行职责，不断加大投入力度，取得了显著成效，我国结核病疫情上升势头得到有效遏制。10 年间，全国共发现并治疗肺结核患者 829 万例，其中涂阳肺结核患者 450 万例，避免了 4000 多万健康人感染结核菌。2010 年全国涂阳肺结核患病率降至 66/10 万，比 2000 年下降了 61%，如期实现了我国政府向国际社会承诺的结核病控制阶段性目标，提前实现了联合国千年发展目标确定的结核病控制指标。

同时，《规划》还特别明确提出了我国结核病防治工作还面临着诸多新的问题与挑战。指出，我国仍是全球 22 个结核病高负担国家之一，世界卫生组织评估，目前我国结核病年发病人数约为 130 万，占全球发病人数的 14%，位居全球第二位。近年来，我国每年报告肺结核病发病人数约 100 万，结核病始终位居全国甲乙类传染病的前列；耐多药肺结核危害日益凸显，每年新发患者人数约 12 万，未来数年内可能出现以耐药菌为主的结核病流行态势；结核菌/艾滋病病毒双重感染患者人数持续增加，防治工作亟待加强；中西部地区、

农村地区结核病防治形势严峻。我国现行结核病防治服务体系和防治能力还不能满足新形势下防治工作的需要，防治基础设施建设滞后，基层防治力量薄弱，流动人口患者治疗管理难度加大，公众对结核病危害的认识不足，防治任务仍然十分艰巨，需要长期不懈地努力。

《规划》提出了我国结核病防治的指导原则和防治目标。

1. 指导原则

以科学发展观为统领，遵循深化医药卫生体制改革的目标和要求，坚持以人为本、预防为主、防治结合、依法防治、科学防治。健全政府组织领导、部门各负其责、全社会参与的结核病防治机制。因地制宜、分类指导、稳步推进，全面实施中国结核病控制策略。

2. 防治目标

进一步减少结核感染、患病和死亡，切实降低结核病疾病负担，提高人民群众健康水平，促进国民经济发展和社会和谐稳定。

全国肺结核患者发现并治疗管理人数达到 400 万；

全国新涂阳肺结核患者的治愈率保持在 85% 以上；

涂阳肺结核患者密切接触者筛查率达到 95% 以上；

报告肺结核患者和疑似肺结核患者的总体到位率达到 90% 以上；

全国以县（市）为单位抗结核固定剂量复合制剂使用覆盖率达到 100%；

80% 以上的县级结核病实验室开展痰培养，100% 的地市级结核病实验室开展药敏试验，100% 的省级结核病实验室开展快速菌种鉴定；

跨区域流动的肺结核患者信息反馈率达到 90%，流动人口肺结核患者的成功治疗率达到 80%；

以市（地）为单位开展耐多药肺结核诊治工作覆盖率达到

50%，耐多药肺结核可疑者筛查率达到60%；

艾滋病病毒感染者结核病的筛查率达到90%，艾滋病流行重点县（市）结核病患者艾滋病病毒的筛查率达到70%；

全民结核病防治核心信息知晓率达到85%。

为了实现上述目标，《规划》明确提出了八项具体防治措施。

3. 防治措施

加大工作力度，早期发现患者。

规范患者管理，提高治疗水平。

扩大耐多药肺结核诊疗覆盖面，遏制耐药菌传播。

加强流动患者管理，完善防控机制。

加强双重感染防治，减少患者死亡。

强化宣传教育，普及防治知识。

加强科学研究，提供技术支撑。

加强国际交流，拓展国际合作。

距离该《规划》年度的最后期限时间不长了，任务艰巨，时不我待！

十一、《结核病防治管理办法》

《结核病防治管理办法》（简称《办法》）自2013年3月24日起施行。

该《办法》特别强调了由国家卫生行政部门负责全国结核病防治及其监督管理工作，县级以上地方卫生行政部门负责本辖区内的结核病防治及其监督管理工作。

卫生行政部门应当积极协调有关部门加强结核病防治能力建设，逐步构建结核病定点医疗机构、基层医疗卫生机构、疾病预防控制机构分工明确、协调配合的防治服务体系。

各级各类医疗卫生机构应当按照有关法律法规和卫生行政部门的规定，在职责范围内做好结核病防治的疫情监测和报告、诊断治疗、感染控制、转诊服务、患者管理、宣传教育等工作。

《办法》更加明确了全国结核病防治机构与职责。明确由卫生部组织制定全国结核病防治规划、技术规范和标准；统筹医疗卫生资源，建设和管理全国结核病防治服务体系；对全国结核病防治工作进行监督检查及评价。县级以上地方卫生行政部门负责拟订本辖区内结核病防治规划并组织实施；组织协调辖区内结核病防治服务体系的建设和管理，指定结核病定点医疗机构；统筹规划辖区内结核病防治资源，对结核病防治服务体系给予必要的政策和经费支持；组织开展结核病防治工作的监督、检查和绩效评估。

《办法》进一步明确了疾病预防控制机构、结核病定点医疗机构以及非结核病定点医疗机构和基层医疗卫生机构在结核病防治工作中应履行的职责和任务

《办法》在第二十六条中特别强调了，各级各类医疗机构对危、急、重症肺结核患者负有救治的责任，应当及时对患者进行医学处置，不得以任何理由推诿，不得因就诊的患者是结核病患者拒绝对其其他疾病进行治疗。

在第三十条中明确了医疗卫生机构对流动人口肺结核患者实行属地化管理，提供与当地居民同等的服务。

2013年，《结核病防治管理办法》的出台标志着我国结核病防治管理模式发生重大改变，全国结核病防控体系将更加牢固和完善，结核病防控形势出现了可喜的局面和良好势头。

可以预见，我国最终遏制结核病，实现全民健康的伟大梦想不再遥远！

篇后语

从特鲁多医生的墓志铭所想到的

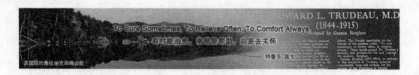

To Cure Sometimes, To Relieve Often, To Comfort Always

有时能治愈，常常是帮助，总是去安慰

—— 特鲁多医生

　　写到这里，笔者似乎有些意犹未尽，面对结核病对人类的挑战，面对疾病对人类的挑战，医学的本质到底是什么？医学能够彻底解决人类的健康问题吗？人类能够彻底消灭瘟疫，彻底消灭结核病吗？

　　地球自有生命以来，生物间相互依存和争斗的现象就从未停息过。瘟疫实际上就是微小生物与动物和人类之间的生存较量。其实本没有对错。据说，科学家早在距今9000万年前的鸟类化石上就找到了传染病的证据。而结核病的最早证据仅仅可以追溯到新石器时代。可见，人间本无瘟疫，人口增加、人畜混居、社会交往，才有了细菌和病毒在人际间的传播。是人类的刀耕火种把微小生物带到身边，大量的耕作、迁徙、战争让生存在自然界的细菌和病毒加入了人类的生活圈，加剧了瘟疫的风险。可以说，细菌和病毒实际上是在与人类文明一起成长，与人类的躯体一同进化，瘟疫不仅是人类文明的代价，也是人类文明的产儿。自有人类社会以来，瘟疫便是卧于人类文明榻侧的伴侣和幽灵，始终挥之不去，永远不会消失，随时有可能爆发！人类断然不可放松对瘟疫爆发和流行的警惕，也不要幻想人类会在不久的将来彻底消灭传染病。

就在笔者将要搁笔截稿之时，2014 年 2 月以来埃博拉病毒已经导致全球 8000 多人感染，超过 4000 人死亡。与此同时，登革热疫情在广东肆虐，根据中国疾病预防控制中心 2014 年 9 月 29 日公布的数据，我国登革热病例已突破 1.2 万例，死亡 4 人。

其实，相对于人类对地球和太空奥秘的探索而言，人类对自身的认识还很局限，很肤浅。人们可以开山凿石，遨游太空，研究地球的生命历史，探索星球的变化轨迹。但是，人类唯独不能对自身进行随心所欲的活体研究和取样分析。以往的许多研究结论绝大多数是在尸体上进行的，许多还是动物实验的结果。医学对自我的认知太片面，太渺小了。世界上最高的学问莫过于研究人的学问。可以说，医学是人类学科研究中最为高深莫测的分支，至今仍然有许多不解之谜，有无法逾越的障碍。实践证明，某些疾病是无法用药物和手术治愈的，有些甚至根本无法治愈。错误的生活方式和饮食习惯以及不良的嗜好所导致的代谢性紊乱和障碍对人体器官的损害绝大多数是不可逆的。

医生从来不是神仙，也不是什么救世主。许多疾病，包括结核病归根结底不是单纯的个人问题，甚至不是单纯的医疗卫生问题。它是社区防护问题，是疾病控制问题，更是整个社会卫生保障问题，说到底，单靠医学并不能解决人类所有的健康问题。

由此，笔者自然而然想到了一位平凡医生的不平凡留言，也是他的墓志铭。

To Cure Sometimes，To Relieve Often，To Comfort Always，有时能治愈，常常是帮助，总是去安慰。

这是长眠在美国纽约东北部的撒拉纳克湖畔的一位普通医生特鲁多的墓志铭。他道出了医生的职业真谛和道德追求。

特鲁多早年学医，当他还是个医学院学生时，就被确诊患了肺结核。1837 年，24 岁的特鲁多病情加重，他只身来到人烟稀少的撒拉纳克湖畔，静静地在那里等待命运的宣判。他间或在湖边散步，身体允许时还上山打猎，而这一切只是为了打发时光。

可没过多久，他惊奇地感觉到自己的体力在恢复，身体状况明显好转，他又有了学习的兴趣和动力，不久，居然完成了医学学业，并获得了博士学位。

于是，特鲁多回到城市里行医。奇怪的是，每当他在城里住上一段时间，结核病就会复发，而一旦回到撒拉纳克湖地区，又会恢复体力和心情。

1876 年，特鲁多干脆全家迁居到了撒拉纳克湖畔。

1884 年，特鲁多用朋友捐赠的 400 多美元，在这里创建了美国第一家专门接待结核病人的"村舍疗养院"。

19 世纪末期，特鲁多一直走在结核病治疗和研究领域的前沿，成了美国首位分离出结核杆菌的人。他还创办了一所结核病大学，他倡导的对病人生理和心理上的许多照料方法沿用至今。

1915 年，特鲁多最终还是死于结核病，他被埋在撒拉纳克湖畔，墓碑上刻着他行医生涯的座右铭，就是他那句有名的格言。

无独有偶，20 世纪，瑞士著名的医史学家斯特·西格里斯特（1891 ~ 1957 年）在他的《伟大的医生：一部传记式西方医学史》中就明确指出了医学的本性：与其说医学是一门自然科学，不如说它是一门社会科学。医学的目的不仅是治疗疾病，使某个机体康复。

它的目的是使人调整以适应环境，作为一个有用的社会成员。为了做到这一点，医学经常要应用科学的方法，但是最终目的仍然是社会的。每一个医学行动始终涉及两类当事人，即医生和患者。或者更广泛的说，是医学团体和社会。医学无非是这两群人之间的关系。

所以，医学被认为是最具人文精神，最富人道情怀的职业。医生与患者的关系，说到底不是简单的治疗疾病关系，而是一种人文关怀，人道精神。用心去体会，用爱去关怀，用热情去照顾，用真情去帮助永远是医患关系的主旋律。医护人员要与患者一起克服不良的生活习惯，建立更加健康文明的生活方式，帮助他们解除痛苦，帮助他们战胜病魔。

医学的本质是人学，医道的本意是生活之道，道以显医，从医入道。它关注的首先是在痛苦中挣扎和需要帮助的患者。医学之所以被称为仁心仁术，那是因为只有医学才源于一种人类之间互通的情感，源于一种深沉的挚爱。任何医疗的交往，都是人与人之间身心救助的故事，而不仅仅是人与机器之间的对话。无论医学技术如何高端，医疗手段如何先进，医生和患者之间的人道原则、人本立场和人性内核永远都不会改变，都是医学本质的张扬和医学价值的回归。

"有时去治愈，常常去帮助，总是去安慰"，这是集结核病患者和结核病医生两种身份于一身的特鲁多对医学的真实姿态和医务工作者的天地良心的表达。